消化器疾患と動脈硬化
—臨床的意義について—

中澤　三郎　編

株式会社 杏林書院

執筆者一覧（50 音順）

青山　　雅	（あおやま　まさこ）	倉敷生活習慣病センター診療部長
足立　経一	（あだち　きょういち）	島根医科大学医学部内科学第 2 助教授
荒川　泰行	（あらかわ　やすゆき）	日本大学医学部内科学講座内科 3 部門教授
有馬　範行	（ありま　のりゆき）	島根県総合健診センター所長
井田　和徳	（いだ　かずのり）	朝日大学歯学部附属村上記念病院院長
乾　　和郎	（いぬい　かずお）	藤田保健衛生大学医学部内科学助教授
大野　志乃	（おおの　しの）	帝京大学医学部第 3 内科学助手
小川　吉司	（おがわ　よしじ）	弘前大学医学部第 3 内科講師
奥田　順一	（おくだ　じゅんいち）	朝日大学歯学部附属村上記念病院消化器内科教授
小田　雄一	（おだ　ゆういち）	藤田保健衛生大学医学部内科学助手
葛西　伸彦	（かさい　のぶひこ）	弘前大学医学部第 3 内科医員
勝　　健一	（かつ　けんいち）	大阪医科大学第 2 内科教授
加藤　隆弘	（かとう　たかひろ）	朝日大学歯学部附属村上記念病院消化器内科助教授
上市　英雄	（かみいち　ひでお）	帝京大学医学部第 3 内科学助手
川口　　淳	（かわぐち　あつし）	防衛医科大学校医学教育部第 2 内科指定講師
菊池　浩史	（きくち　ひろし）	日本大学医学部内科学講座内科 3 部門医員
來住　優輝	（きし　ゆうき）	滋賀医科大学消化器内科医員
木下　芳一	（きのした　よしかず）	島根医科大学医学部内科学第 2 教授
熊倉　泰久	（くまくら　やすひさ）	自治医科大学消化器内科
小島　孝雄	（こじま　たかお）	朝日大学歯学部附属村上記念病院消化器内科助教授
小林　　隆	（こばやし　たかし）	藤田保健衛生大学医学部内科学講師
小山　茂樹	（こやま　しげき）	滋賀医科大学消化器内科講師
島本　史夫	（しまもと　ちかお）	大阪医科大学第 2 内科助教授
菅野健太郎	（すがの　けんたろう）	自治医科大学消化器内科教授
須田　俊宏	（すだ　としひろ）	弘前大学医学部第 3 内科教授
高島　俊晴	（たかしま　としはる）	島根医科大学医学部内科学第 2
武田　和夫	（たけだ　かずお）	京都府立医科大学第 2 内科助教授
丹藤　雄介	（たんどう　ゆうすけ）	弘前大学医学部第 3 内科助手
冨山　博史	（とみやま　ひろふみ）	東京医科大学内科学第 2 講座講師
鳥畠　康充	（とりばたけ　やすみつ）	厚生連　高岡病院整形外科部長
中澤　克行	（なかざわ　かつゆき）	自治医科大学消化器内科
中澤　三郎	（なかざわ　さぶろう）	医療法人　山下病院名誉院長
永田　正和	（ながた　まさかず）	藤田保健衛生大学医学部内科学助手
中村　孝司	（なかむら　たかし）	帝京大学名誉教授
中村　光男	（なかむら　てるお）	弘前大学医学部保健学科病因・病態検査学教授
畠山　啓朗	（はたけやま　のりあき）	朝日大学歯学部附属村上記念病院消化器内科講師
原田　早苗	（はらだ　さなえ）	財団法人　京都工場保健会医療保健部医長
馬場　忠雄	（ばんば　ただお）	滋賀医科大学副学長
姫井　　孟	（ひめい　はじめ）	倉敷生活習慣病センター長
松井　　淳	（まつい　じゅん）	弘前大学医学部第 3 内科助手
松井　輝明	（まつい　てるあき）	日本大学医学部内科学講座内科 3 部門講師
松岡　秀洋	（まつおか　ひでひろ）	久留米大学医学部第 3 内科講師
三浦総一郎	（みうら　そういちろう）	防衛医科大学校医学教育部第 2 内科教授
宮岡　洋一	（みやおか　よういち）	島根医科大学医学部内科学第 2
宮下　　豊	（みやした　ゆたか）	静岡赤十字病院内科
宗像　正徳	（むなかた　まさのり）	東北労災病院循環器科副部長
屋嘉比康治	（やかび　こうじ）	帝京大学医学部第 3 内科学助教授
柳町　　幸	（やなぎまち　みゆき）	弘前大学医学部第 3 内科医員
山科　　章	（やましな　あきら）	東京医科大学内科学第 2 講座教授
芳野　純治	（よしの　じゅんじ）	藤田保健衛生大学医学部内科学教授
若林　貴夫	（わかばやし　たかお）	藤田保健衛生大学医学部内科学講師

序にかえて —目 的—

“A man is as old as his arteries.” といわれる．蓋し名言であると考えられるが，消化器疾患においては血管因子が発症機序として重要視されてはいるものの，実体は霧に包まれて謎である．実体解明に研究者が脂質代謝，活性酸素，フリーラジカルや超音波ドプラーなどの種々の手法を駆使して研究しており，霧もいくらかは晴れてきているが依然として正体が掴めないのが従来であった．人は血管とともに老いるということはつまり動脈硬化ということになる．動脈硬化は血管壁の肥厚，硬化，再構築，機能低下を示す動脈病変の総称で臨床的に最も重要な高脂血症に由来する粥状動脈硬化，高血圧に関連する細小動脈硬化や中膜硬化に分けられる．粥状動脈硬化では内膜の粥腫と内膜の線維性肥厚，中膜平滑筋細胞の増生，線維性肥厚などが起こるが動脈硬化が強くみられるのは壁の伸展性が重要な働きをしている部位で大動脈，特に腹部大動脈から腕頭動脈，総頚動脈，総腸骨動脈など中型動脈までである．消化器領域で血管病変との関係を腸虚血についてみると米国では死亡率の5%をBowelの血流低下によるとされているが多くの消化器病学者や心臓病学者はまれなものとして軽視している．高齢者ではIschemic ColitisをInflammatory Bowel Diseaseとして診断されていることがままみられる．また，Severe Intestinal Ischemiaは広範な粥状動脈硬化などと合併している．遷延した小腸や大腸の虚血は低酸素による傷害，細胞破壊，組織機能の消失，破壊的な組織変化などを惹起する．安静時のSMA血流量（体重70 kg成人）は心拍出量の10分の1以上である．IMAを含め小腸と大腸はcardiac outputの20%を占め，腎血流や脳血流と同等であるといわれる．腸虚血の病態生理については腸虚血の細胞障害は低酸素障害に対する病態生理的な反応を示す．

これらは，

①好中球の異常運動　aberrant behavior of neutrophils

②ライソゾーム　lysosomes

③嫌気的代謝　anerobic metabolism

④反応性酸化物の産生異常　excess production of reactive oxidants

⑤ ATP，Caイオンの減少　decreased ATP Ca ion

⑥アシドーシス pH6.8 以下　acidosis pH<6.8

⑦局所の細胞保護機構の抑制　inhibition of local cytoprotective mechanisms

⑧毒性物質遊離　release of toxic substances

エンドセリン，ロイコトルエン，PAF，サイトカイン（インターロイキ

ン，TNF)，細菌内毒素，腸内毒素

endothelin，leukotrienes，PAF，cytokines (interleukin，TNF)，

bacterial endotoxin，enterotoxin

などである．

厚生統計協会の統計によると1999年の人口は総数126,686,000人で，65歳以上は21,186,000人，70歳以上が14,235,000人，75歳以上は8,498,000人である．全国の推計患者数は8,318,600人にのぼるが，このうち，高血圧性疾患は総数672,600人，入院が21,600人，外来が65,100人，虚血性心疾患は総数123,800人，入院が28,600人，外来が95,200人，脳血管疾患は総数364,900人，入院が217,600人，外来が147,300人，糖尿病は総数226,000人，入院が40,700人，外来が185,300人であり，合計1,387,300人と総患者数の16.7%に当たる．なお，がんは総数256,700人，入院は136,800人，外来が119,900人である．これらの疾患は全て高齢者に高頻度にみられ，がんを除いて動脈硬化と密接な関係にあり，動脈硬化が原因でありまた結果でもあるので動脈硬化は臨床上極めて重大である．このように，日本では高齢者の度合いが世界一となり，そのうちの高血圧についても従来は収縮期圧が重要とされていたが最近では脈圧が重視されるようになった．この脈圧は心駆出量と弾性動脈の進展性で規制される．最近，動脈壁硬化を血圧曲線から脈波伝播速度（pulse wave velocity）を測定することにより硬化度を判定する診断法が開発された．原理的には1922年にノーベル賞受賞者のHill AVとBranwell JCにより確立されたものである．PWVは動脈血管の弾性係数を反映しておりMulti Element Tonometry Sensorによる動脈波を得ることにより動脈壁の硬さを評価する．これによりこれまでは推定の域をでなかった消化器疾患領域における血管の状態が認識できることになった．

動脈硬化は加齢とともに虚血性心疾患，脳血管疾患，高血圧疾患，糖尿病などとの関連が深く常に同列に，同時に論じられてきている．消化器病においても動脈硬化との関連があると考えられるが，検索方法に簡便で正確な方法がないまま見逃されてきたきらいがあった．最近になりPWV (pulse wave velocity）やABI (ankle brachial index）などにより容易に安全に実施できる動脈硬化度測定法が開発された．しかもABIについては健康保険が適応されることになった．PWVとABIは動脈硬化の判定に有用であり多方面で臨床に応用されている．

ことにより消化器病においても動脈硬化との関連についての研究が急速に進むものと期待される．

平成14年4月

中澤　三郎

CONTENTS

1 消化器疾患における動脈硬化測定の意義

「動脈の硬化性変化は動脈が固く（hardness）なることが本質的な変化である」という認識から，動脈硬化 arteriosclerosis と呼ばれてきた．近年になり，動脈硬化性疾患の病因論として粥状硬化巣や血栓形成が重視されるようになり，粥状硬化 atherosclerosis が用いられるようになった．最近の疫学研究論文では動脈硬化性疾患の発症および死亡のリスクファクターとして「arterial stiffness」という用語が用いられている．

arterial stiffness は，動脈壁の伸展性に関与している弾性線維層（弾力線維層により弾力性を有している動脈；大動脈，腕頭動脈，総頚動脈，総腸骨動脈など）のメカニカルな硬化をいい，「動脈壁硬化」と呼ばれている．動脈壁硬化は，動脈壁が固くなり，伸展性を失うことであり，加齢に伴う動脈の変化である．

いずれにしても，動脈硬化性変化の要因には，高脂血症の関与が明らかにされている．高脂血症に伴う動脈硬化性変化とその結果として生じる各種疾患，なかでも虚血性心疾患に関しては多くの研究がある．一方，動脈硬化性変化を測定する方法の開発と改良により，比較的容易に非侵襲的に測定することが可能となった．消化器病の領域においても加齢による変化の一因として動脈硬化性変化から病態を説明しうることも可能となった．

1．高脂血症と動脈硬化性変化

高脂血症は，血漿中の脂質（コレステロール，中性脂肪）がある基準範囲を超え高くなった状態であるが，他の検査値に比べ，その基準値は曖昧である．脂質は食生活の影響などを受け易く，一般人口の平均値（平均値±標準偏差×K）をあてはめることが難しい．しかし，疫学調査や臨床研究より高脂血症，特に総コレステロール値が，動脈硬化性疾患と関係があるとの結果から，基準値の設定が行われている．総コレステロール値と心筋梗塞の関係は，ある値か

表 1–1　高コレステロール血症診断基準案（日本動脈硬化学会動脈硬化診療・疫学委員会，2001.）

危険因子なしまたは1つ
総コレステロール値「240未満」，LDL値「160未満」，HDL値「40以上」 240以上：高コレステロール血症，239〜220：境界型
危険因子2つないし3つ
総コレステロール値「200未満」，LDL値「120未満」，HDL値「40以上」
危険因子4つまたは冠動脈疾患既往
総コレステロール値「180未満」，LDL値「100未満」，HDL値「40以上」
危険因子 ①年齢（男性：45歳以上，女性：55歳以上） ②高血圧 ③糖尿病 ④喫煙

ら急に危険性が増すのではなく，総コレステロール値の上昇に伴い，連続的に心筋梗塞のリスクが高くなる．高脂血症の基準値は食生活や食習慣の影響を受け易い．

日本における高脂血症の基準値は，総コレステロール値 220 mg/dL，中性脂肪値 150 mg/dL が用いられていたが，2001 年日本動脈硬化学会動脈硬化診療・疫学委員会から高コレステロール血症診断基準案（**表 1–1**）が報告された．また，60 歳前半の男性が高コレステロール血症の場合に，向こう 10 年間に冠動脈疾患を引き起こす確率（危険率）は，危険因子（喫煙，高血圧，糖尿病，冠動脈疾患既往）がない場合 8.5%，喫煙習慣のみある場合 10.5%，喫煙＋高血圧の両方をもつ場合 23.7%，喫煙＋高血圧＋糖尿病の 3 者が存在する場合 37.7%，冠動脈疾患既往がある場合には 70%以上と報告されている．

高脂血症を日常の食生活を中心とした観点を含めて予防することの重要性は指摘されるが，動脈硬化性の変化を評価することは，疾患の発症を予知あるいは改善の方策として重要である．ところが，消化器疾患においては血管性変化の病態に関して簡便な測定方法もなく，基礎的，臨床的研究は容易ではなかったが，消化器領域を中心に動脈硬化性変化を測定し，消化器疾患の病態を明らかにしようと試みが可能となった．

2．動脈壁硬化測定法

主な動脈壁硬化の測定法には，脈波伝播速度（pulse wave velocity：PWV）を測定する方法と超音波ドプラー法がある．

表 1–2　脈波伝播速度（pulse wave velocity : PWV）

$$PWV = \frac{L（距離）}{PTT（脈波伝搬時間）}$$

L（距離）は身長からの換算式にて算出.
PTTは測定位置の脈波形から算出.

・年齢と相関し，動脈壁の硬化を表現する.
・値が大きいほど，動脈硬化が強いと判断される.
・脳動脈，冠動脈の硬化度ならびに心肥大と相関.

脈波の波形や伝播速度は，血管系の形態，血液の流動性，血管壁の特性などにより変化する．PWV は間接測定法であり，大動脈が主な対象となる．動脈波の伝播速度が血管壁の固さに相関することより，脈波がある距離の血管を移動するに要する時間を測定し，脈波伝播速度は，表 1–2 の計算式にて算出される．動脈壁が固いほど，速度が速くなる．血管壁の内膜，中膜のコラーゲンの増加，石灰化，アテローム，中膜のカルシウムの増加により脈波速度は速くなり，一方，中膜エラスチンの増加，内膜のグリコサミノグリカンの増加により脈波速度は遅くなる．

高血圧や糖尿病など，血管内皮傷害により脂質蓄積だけではなく，線維蛋白増生を伴う内膜肥厚や石灰化が進む安定プラークを伴う動脈では脈波伝播速度は速くなる．PWV は弾性動脈の中膜の変化によるもので，内膜のアテローム硬化とは区別されるが，粥状硬化疾患である心筋梗塞，脳梗塞などでその値は大きくなる．また，PWV は頚動脈アテローム硬化巣の出現数，微量アルブミン尿，内膜血管拡張機能との相関が高いと報告されている．

脈圧の決定因子は，心駆出量と弾性動脈の伸展性であり，後者は PWV より求められ，PWV 測定時にトノメトリー法によって描かれた圧曲線の解析から脈波速度以外の情報が得られる．

超音波ドプラー法（図 1–1）は，頚動脈の画像から動脈壁の厚さを測定し，伸展性を推測する方法で，直接的に内中膜の壁厚とアテローム硬化巣の所在を知ることができる．しかし，測定部位が限定され，若干の技術を要する欠点がある．

脈波伝播速度である生理機能検査は sclerosis の程度をみるのに優れ，超音波ドプラー法である画像診断は atherosclerosis も含む動脈硬化の量的進行度をみるのに適している．

その他の測定法として定量的脳頚動脈系血流測定，X 線 CT（図 1–2），磁気共鳴画像，血管造影法，RI アンギオグラフィ，MR アンギオグラフィ，血管内視鏡，血管内エコー法などがある．定量的脳頚動脈血流測定は，超音波ドプ

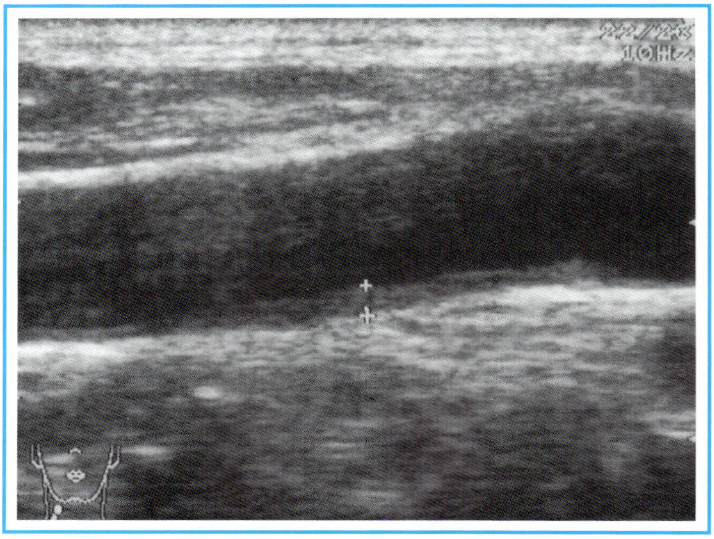

図 1-1　頸動脈内膜中膜複合体肥厚度（intimal-medial complex thickness : IMT）

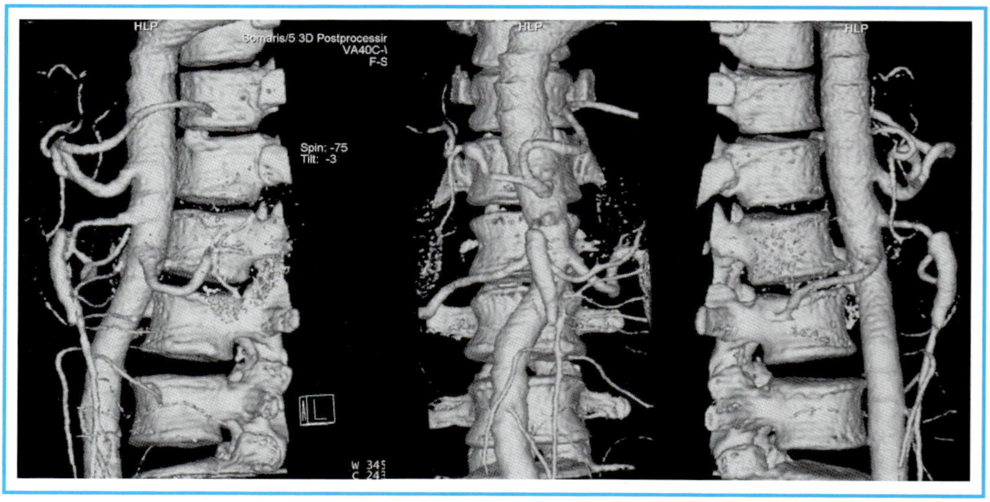

図 1-2　abdomial angina 症例
SMA 根部の内腔狭小化があり腹痛を生じたが，保存的治療により症状改善し，小腸の器質的変化は来さなかった．

ラー法による血流速と血管断面積より求められ，動脈硬化が進むと血管径の拡大と血流速の低下が認められる．

1　脈波伝播速度測定法

従来，PWV の測定は頸動脈と大腿動脈にセンサーを当てる煩雑な手技であったが，最近，四肢の血圧および脈波波形の同時測定により PWV と ABI

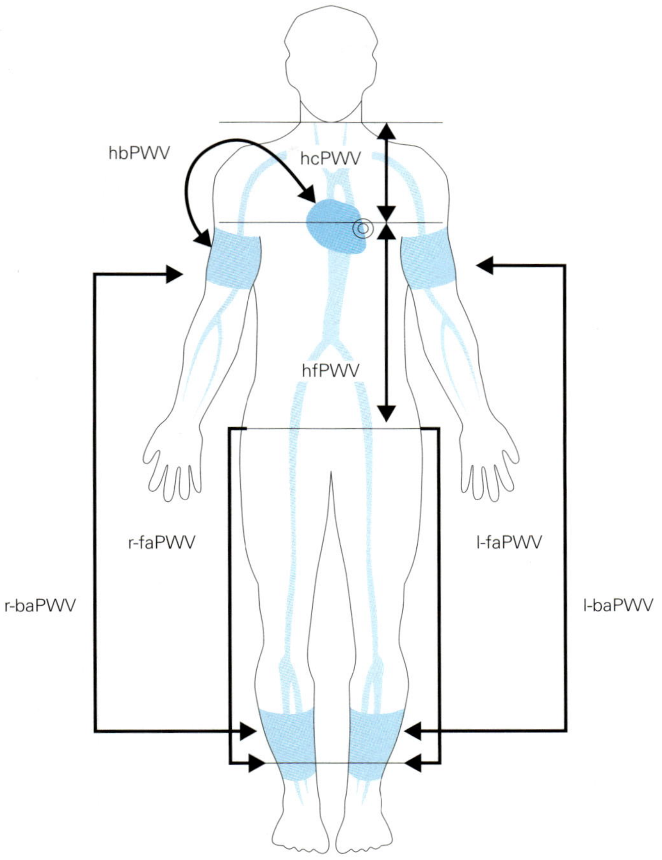

図 1–3 フォルム PWV/ABI による測定箇所

(ankle-brachial pressure index) が簡便に 5 分程度で測定できる機器が開発され，日常臨床での PWV および ABI 測定が容易になった．

血圧脈波検査装置（フォルム PWV/ABI，日本コーリン社製）は，マンシェット 4 つとトノメトリセンサー2 つにより，左右 ABI と右上腕右足首（r-baPWV），左上腕左足首（l-baPWV），中心右上腕（r-hbPWV），中心大腿動脈（hfPWV），中心頚動脈（hcPWV）の 5 カ所の PWV が測定できる（図 1–3）．血圧脈波検査装置（VaSeraTMVS-1000，フクダ電子社製）は，マンシェット 4 つとトノメトリセンサー2 つより，左右 ABI と r-baPWV，l-baPWV，r-hbPWV の 4 カ所の PWV を測定することができる．

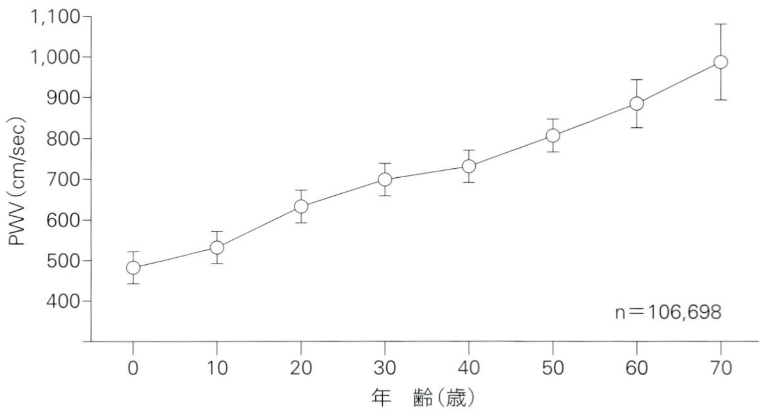

図 1–4　年齢と PWV の関係（長谷川元治：血管機能の不思議．新評論，1995.）

2　脈波伝播速度値

PWV 値は，血管壁の弾力低下および血管壁肥厚・内腔狭小化により高値となる．血管の弾力性がなくなってくると，拍動（脈波）が血管壁で吸収されず，スピードが速くなり PWV 値は高くなる．血管壁肥厚やプラーク形成・血栓などにより内腔が狭小化した場合，狭い内腔を流れるため流速は速くなり，PWV 値は高くなる．年齢とともに動脈壁の弾性は低下するため，PWV は加齢の影響をうけることになる．長谷川らによる 10 万人の疫学データでは，年齢とともに PWV が高くなることが示されている（図 1–4）．

PWV 値は，年齢，血圧，頚動脈内膜中膜複合体厚，腎機能，クレアチニン値，糖尿病，総コレステロール／LDL コレステロール比，頚動脈プラーク，心筋梗塞，脳梗塞，閉塞性血管病変に相関する．

脳梗塞は，尿蛋白，PWV，血圧が，心筋梗塞は心電図虚血変化，PWV，尿糖が 3 大リスクファクターであり，いずれも PWV 測定の重要性が明らかである．Blacher らの報告は，脈波伝播速度測定の重要性と PWV 値による予後予測が可能であることを示している（図 1–5）．

3．動脈硬化の初期・退縮と脈波伝播速度

血管壁に浸出した脂肪や糖は，酸化変性や蛋白と結合した後，流血中から遊走し，血管壁で単球から分化したマクロファージによって処理される．マクロファージは変性 LDL コレステロール，糖化蛋白を取り込み，泡沫細胞とな

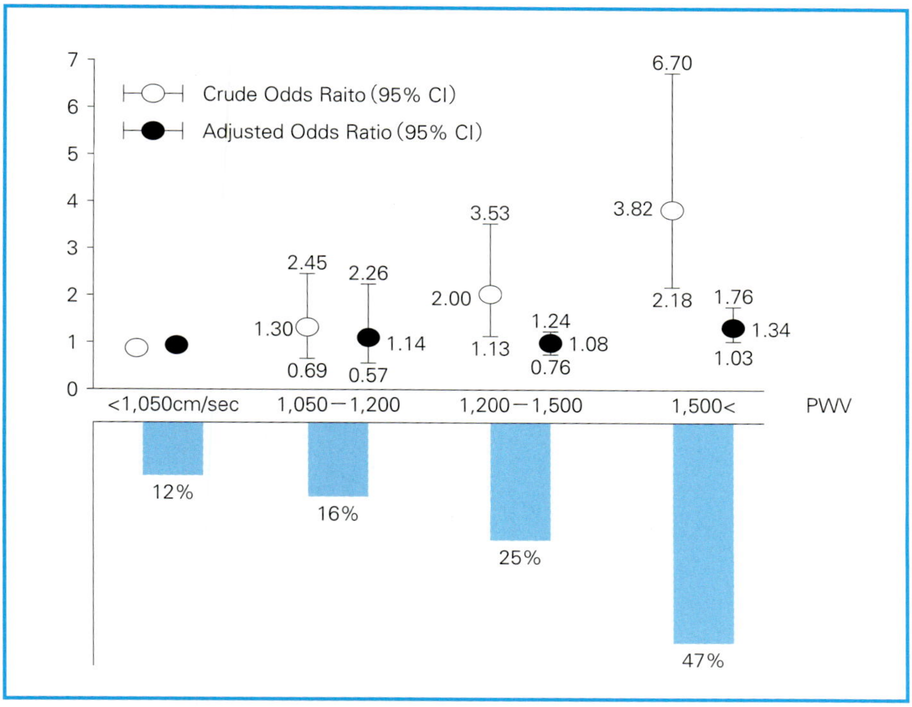

図 1–5　動脈硬化性変化のオッズ比
（Blacher J, et al : Aortic pulse wave velocity as a marker of cardiovascular risk in hypertensive patients. Hypertension, 33 : 1111–1117, 1999.）

る．これら泡沫細胞の局所的な集ぞく像がプラークであり，動脈硬化である．器質的な病理学的変化に先立ち，内皮細胞機能障害という病態が最近分子細胞生物学的研究より明らかとなった．この内皮細胞機能障害は，NO（一酸化窒素）に対する血管拡張性の低下と抗血栓作用の低下として表れる．酸化変性 LDL や糖化蛋白は NO（一酸化窒素）の活性や生成を阻害し，血管の弾力性を低下させる．したがって，脈波伝播速度は，血管壁の器質的変化である動脈硬化前に，高脂血症や糖尿病のごく早期の血管のしなやかさが消失する時期に亢進する．また，高脂血症，糖尿病，高血圧などの動脈硬化リスクファクターの除去や治療により，内皮細胞の機能障害が改善され，徐々に器質的な動脈硬化が改善（動脈硬化退縮）する．動脈硬化は血管壁の肥厚と内腔の狭窄，血管の弾力性低下を 2 大要素としているが，適切な指導や治療により，まず血管弾力性低下が改善してくる．治療などにより血管弾力が改善されると，脈波スピードは遅くなり PWV 値は低くなる．すなわち，PWV 値の低下で動脈硬化の退縮を観察することが可能である（図 1–6）．

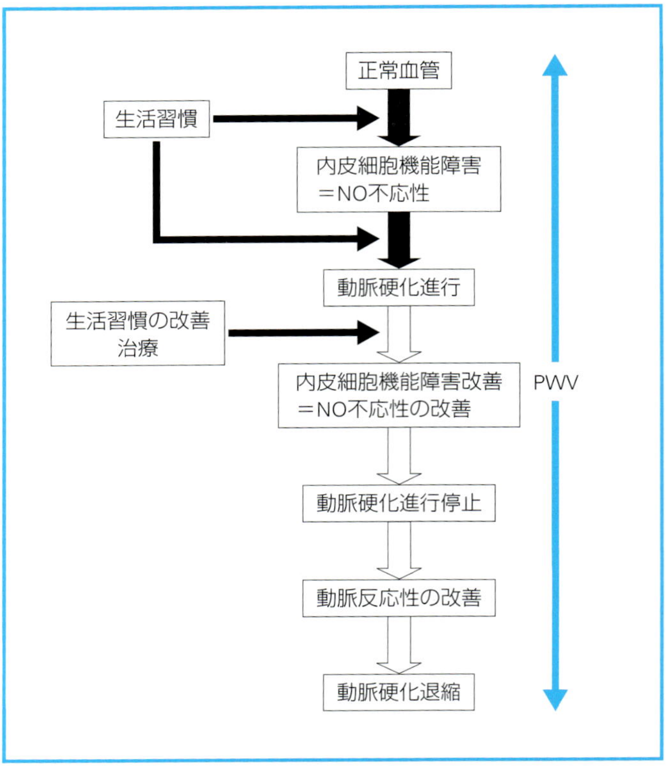

図 1–6　生活習慣からみた動脈硬化性変化と PWV との関係

4．臨床的意義

PWV は，年齢に相関するが，動脈硬化の初期病変である血管壁の弾力性低下は，生活習慣の改善や動脈硬化リスクファクターの治療により血管内皮細胞機能の障害の改善により得られる血管壁の弾力性の改善を評価できる点に意義がある．約 10％の誤差があると報告されているが，同一条件にて，安静下に測定することにより，同一被験者での経過を非侵襲的に観察できる．

消化管疾患と動脈硬化に関しては，十分な研究報告はないが，加齢と消化管疾患，加齢による動脈硬化から消化管疾患の動脈硬化性変化を観察するには，PWV 測定は非侵襲的で短時間に測定でき，さらに頻回測定可能で消化管疾患と動脈硬化の関係を究明できうるツールである．

消化管疾患と *Helicobacter pylori* との関係は，現在多くの研究がされているが，最近動脈硬化，冠動脈硬化と *H. pylori* との関係も注目されいる．

動脈波伝播速度測定の意義は，加齢と消化管疾患，*H. pylori* の有無と動脈硬化疾患，*H. pylori* 除菌による動脈硬化の改善など，消化器疾患における動脈硬化性変化の病態を解明するのに役立つのである．

まとめ

高齢化社会の到来とともに，消化器領域においても，動脈硬化性変化に伴う虚血性大腸炎などが増加している．今日まで消化管表面の観察は内視鏡やX線検査などでより詳細に，また，微細に行われてきた．さらに，粘膜生検により粘膜下の所見も観察可能となってきた．最近は，超音波・CT・MRIなどにより腸管壁の構造も臨床的に評価できる段階である．さらに，血管系や神経系支配の状態まで知りうる状況になって，消化管疾患の病態や治療は多角的に評価しうるまでなってきた．このような機能解析の発展が一層望まれるところである．

[馬場　忠雄・小山　茂樹・來住　優輝]

2 健康診断，人間ドックにおける PWV の有用性

1．大動脈の生理学的役割と PWV

脈波伝播速度（pulse wave velocity：PWV）とは，一回の心収縮に伴って血管に生じる拍動が末梢まで進むときの速度であり，動脈壁の弾力性の指標である．動脈が硬くなるほど PWV は速くなる．PWV の意義を考えるにあたって，まず大動脈の機能について考えてみたい．普段我々は大動脈の機能を意識することは少なく，単に導管としての役割を担うだけのように思いがちである．しかし，大動脈には生理学的に少なくとも 2 つの重要な作用がある．ひとつは心収縮に伴って左室から流出した血液が血管に及ぼす衝撃を緩衝する作用である．これにより末梢の臓器や組織に加わる物理学的負荷が軽減され，同時に左室後負荷を軽減する．もうひとつの作用は拡張期に，ある程度の血圧を保つことにより血流を一定に維持する作用である．これにより末梢の組織に十分な血流を保つと同時に，冠循環を確保することになる．このように大動脈の機能は弾力性を有することによって発揮されるのであり，弾力性の指標である PWV はすなわち大動脈の機能をはかる検査といえる．

実は PWV 自体は古くから知られた生理学的指標だが，測定する際の手技が非常に煩雑であったため臨床応用には至らなかった．近年わが国で開発されたオシロメトリック法を利用した血圧脈波検査装置（フォルム PWV/ABI，日本コーリン社製）は血圧測定と同時にカフ内の容積脈波を捉え，心音図と同期させることにより，簡単に 2 地点間の動脈を伝わる圧脈波の速度を計測することを可能とした．この場合 2 地点とは上腕と足首（baPWV）あるいは上腕と心臓（hbPWV）である．衣服の着脱の必要もなく，わずか 3—4 分で非侵襲的に計測できる簡便さのため，比較的急速に普及している．

動脈が硬くなる病態として通常思い浮かべる動脈硬化は，病理組織学的には粥状硬化，メンケベルク型中膜石灰化，細動脈硬化などに分類されるが，いずれにしても「動脈壁が厚くなり，硬くなる」状態である．これまでは，頚動

脈エコーや血管造影あるいはMRIや3D-CTなどの画像検査により，血管壁あるいは血管内腔の状態を観察することで「動脈硬化」を診断し，その程度を評価してきた．つまり従来の動脈硬化診断は「動脈壁が厚くなる」ことに主眼をおいた形態学的診断法であった．この場合「動脈が硬くなる」こと，すなわち血管の機能的な変化についての情報はなかった．しかし，実際には動脈硬化をきたした血管壁は壁硬化のため弾力性や伸展性も低下し，機能的変化も同時に生じている．PWVの測定が困難だった最近までは，日常臨床において大動脈の機能が問題にされることはほとんどなく，このような動脈の機能的変化が生体にいかに影響し各種病態にどのように関わっているか検討されることは少なかった．前述のように検査機器の改良が進んだのと時を同じくして，欧米を中心にPWVに関する興味深い事実が次々と明らかにされたこともあり，現在PWVが非常に関心を集めている．

2．心血管疾患リスクとしてのPWV

近年，PWVが粥状硬化の程度や冠動脈疾患の指標となり，心血管疾患のひとつの危険因子になり得ると報告されている[1]．特に高血圧患者における大動脈PWVの有用性が注目される．Blacherら[2]は高血圧患者を平均9.3年間追跡調査した結果，PWVが全死亡および心血管死亡と有意に相関し，心血管疾患の既往や年齢，糖尿病の有無とは独立した因子であることを報告した．Boutouryrieら[3]も同じく高血圧患者を対象として平均5.7年間追跡した結果，PWVは冠動脈疾患の発症を予測する独立した因子であり，フラミンガムリスクスコアのレベルが低い集団においてもPWVは有意な予測因子であった（図2-1）．末期腎不全患者に高血圧治療を行ったGuerinら[4]は，目標血圧到達時，PWVが低下した群は低下しなかった群に比較して明らかに予後に差がみられたことを報告した．これらの結果は，PWV測定が高血圧治療のsurrogate end pointとして利用する価値があることを示唆するものである．

3．当施設における検討

このようにPWVは，心血管疾患の予測因子になり得ることが明らかになるにつれ，予防医療の最前線である健診や人間ドックの場においても注目を浴びるようになった．著者らも2000年より人間ドックの受診者にPWVの測定を行っている．今回著者らはPWVと関連する因子を明らかにし，他の動脈硬化性の臓器障害指標との関連を検討する目的で横断研究を行ったうえで，健診や

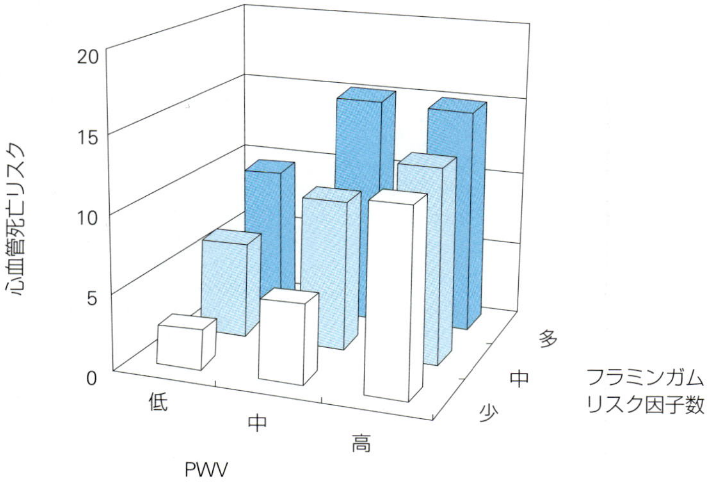

図 2–1　心血管死亡のリスクとPWV，フラミンガムリスク因子数との相関
心血管死亡のリスクはフラミンガムリスク因子の累積数よりも**PWV**とより強い相関がある

人間ドックにおけるPWVの有用性を考えてみた．

対象は約1年間に人間ドックを受診した男性237名．明らかな脳，血管疾患の既往を持たず，かつ，詳細な問診により，高脂血症，高血圧，糖尿病，痛風の薬物療法を受けている者は除外した．通常の人間ドックの一般検査項目に加えて，空腹時インスリンを測定し，HOMA指数を算出，さらに，頸動脈エコー，心エコー，眼底，頭部MRI，臍レベルCTおよびPWVの検査を実施した．PWVはフォルムPWV/ABIを使用し，上腕動脈—足首動脈間PWV（baPWV）を測定した．なお統計解析は解析ソフトSPSSを用いて行った．

4．baPWVとの単相関

表 2–1に対象集団の背景因子の平均値およびbaPWVの相関係数を示す．平均年齢は54.0±8.8歳．平均のBMI 24.0 kg/m^2，空腹時血糖107.6 mg/dL，HbA$_{1c}$ 5.5%，HOMA指数1.43と，肥満，インスリン抵抗性，耐糖能低下の傾向の強い集団であった．

まず，baPWVと一般血液性化学検査項目との単相関を検討したところ，年齢，BMI，脈拍数，すべての血圧成分（収縮期血圧，拡張期血圧，平均血圧，脈圧），トリグリセリド，空腹時血糖，HbA$_{1c}$と極めて良好な相関を示した．この結果からは，これまでの多くの報告で明らかにされているように[5–7]，

表 2–1　対象者の背景因子と PWV との単相関

	平均値	標準偏差	PWVとの相関係数（r）
年齢（歳）	54.0	8.8	0.478***
BMI（kg/m^2）	24.0	2.8	0.183***
脈拍数	64.3	11.4	0.132*
脈圧（mm/Hg）	45.1	9.5	0.508***
収縮期血圧（mm/Hg）	123.3	17.3	0.625***
拡張期血圧（mm/Hg）	78.2	11.5	0.518***
平均血圧（mm/Hg）	93.2	13.0	0.585***
空腹時血糖（mg/dL）	107.6	27.4	0.262***
HbA$_{1}$c（%）	5.5	1.0	0.289***
T-chol（mg/dL）	210.0	36.1	0.083
HDLC（mg/dL）	52.7	15.1	0.074
TG（mg/dL）	152.8	115.1	0.164*
尿素窒素（mg/dL）	14.9	3.6	0.192**
血清クレアチニン（mg/dL）	1.0	0.1	0.099
尿酸（mg/dL）	5.8	1.3	0.034
喫煙指数	392.1	431.2	0.002
アルコール量（g/day）	26.1	27.0	0.102
血漿インスリン（IRI）（uU/mL）	5.82	4.70	0.4494***
HOMA指数	1.43	1.26	0.4514***
皮下脂肪面積（cm^2）	103.9	66.8	0.011
内臓脂肪面積（cm^2）	79.0	54.5	0.3745***

***$p<0.001$, **$p<0.01$, *$p<0.05$

年齢，すべての血圧成分および耐糖能異常がbaPWVに大きな影響を与えていることがわかる．さらに，一般検査項目ではないが空腹時インスリン値およびHOMA指数，内臓脂肪面積（臍レベルのCTにおける脂肪CT値の面積をカウント）は血圧や年齢と同等にbaPWVと強く相関することが示された．Sutton-Tyrrellら[8]は内臓脂肪が体重とは独立してPWVを規定する因子であると報告しているが，著者らの検討でも内臓脂肪面積はBMIよりも強くbaPWVと相関し，皮下脂肪面積はbaPWVと全く相関しなかった（図2–2）．インスリン抵抗性は大動脈の硬化を進展させると報告されている[9]が，内臓型肥満はインスリン抵抗性の最も重要な要因であることから[10]，内臓脂肪がインスリン抵抗性を介し，動脈壁の硬化に影響を与えるためだと考えられた．

5．リスク因子の累積との関連

baPWVは年齢，血圧，耐糖能異常，インスリン抵抗性などすべて動脈硬化を促進する因子によって影響をうけることが示されたので，baPWVが複数のリスク因子を相加的に反映するかどうかを検討した．高血圧（収縮期血圧140 mmHgかつ／または拡張期血圧90 mmHg以上），耐糖能異常（空腹時血糖110 mg/dLかつ／またはHbA$_{1}$c 5.8％以上），高脂血症（総コレステロール

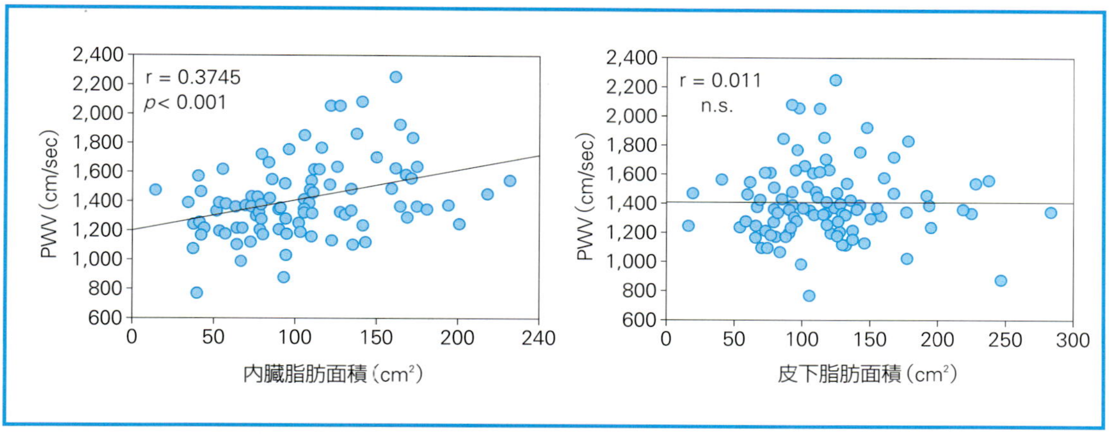

図 2–2　PWVと内臓脂肪面積，皮下脂肪面積との単相関
PWVは内臓脂肪量とは有意に相関するが皮下脂肪量とは相関しない．

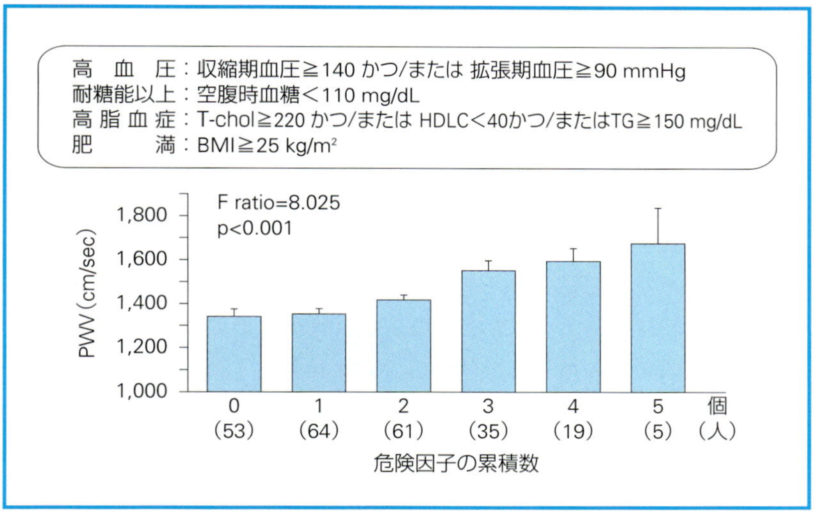

図 2–3　動脈硬化の危険因子累積数とPWV
高血圧，高脂血症，耐糖能異常，肥満を動脈硬化のリスク因子としたとき，これらが累積するほどPWVは高値である．

220 mg/dL かつ／または HDL コレステロール 40 mg/dL 未満かつ／またはトリグリセリド 150 mg/dL 以上)，肥満（BMI 25 kg/m² 以上）の 4 因子を一般的な動脈硬化のリスク因子とし，一受診者におけるこれらのリスク因子の累積数と PWV との関連を検討した．その結果，図 2–3 に示すように，累積数の多い受診者ほど PWV は有意に高い数値を示した（F ratio=8.025，p<0.001)．動脈硬化のリスク因子が累積するほど心血管死亡が増加することがフラミンガム研究[11] などからも明らかであるが，この結果をみる限り baPWV は種々の因子を包含した総合的動脈硬化指標であるといえる．これまで血圧や BMI，生化学検査項目の数値をひとつひとつ確認することによって，血管の動脈硬化

表 2–2　PWV を従属変数とした重回帰分析（ステップワイズ法）

R^2	因子	非標準化係数	標準化係数(β)	ρ	部分相関係数
0.547	平均血圧	9.948	0.431	0.000	0.343
	年齢	9.629	0.333	0.000	0.319
	$HbA_{1}c$	39.685	0.143	0.004	0.138
	脈圧	3.909	0.137	0.021	0.111
	定数	−398.212		0.001	

性障害の程度を推定していた作業も，baPWV の値ひとつをみることで代用できる可能性がある．

6．重回帰分析

このような性格をもつ baPWV を最も強く規定する因子が何であるかを検討するために，PWV を従属変数としたステップワイズ法による重回帰モデルを作成し，表 2–1 にあげた一般的な検査項目を変数として投入した．ただし血圧成分に関しては定常性成分である平均血圧と拍動性成分である脈圧の 2 つを変数として選択した．その結果，表 2–2 のように平均血圧，年齢，$HbA_{1}c$，脈圧が有意な独立因子であった（R^2=0.547）．これより重回帰式を作成し，Age を左辺に移項すると Age=｛398.212＋PWV－(9.948*MBP)－(39.685*$HbA_{1}c$)－(3.909*PP)｝/9.629 となる．これはすなわち血管年齢を推定する式であり，受診者の各項目の数値をこの式に代入して求めた血管年齢と，実年齢と比較することで血管障害を把握するのに役立つと考えられた．実際，血管年齢が実年齢より高かった群と低かった群に分け左室心筋重量係数（LVMI）を検討すると，血管年齢の方が実年齢より高い群で有意に LVMI が高かった．

7．他の臓器障害指標と baPWV との関連

さらにこの対象集団において以下の動脈硬化性の臓器障害指標と baPWV との関連を検討した．①左右総頸動脈後壁における内膜中膜複合体（intima-media thickness：IMT）の平均値．②左室肥大．心エコー検査により算出した左室心筋重量係数（LVMI）125 g/m^2 以上を左室肥大とした．③頭部 MRI にて検出したラクナ梗塞数．④ Scheie H 分類に基づく高血圧性眼底所見．すべての指標間で単相関を検討したところ，baPWV はいずれの指標とも有意に相関した（眼底所見とは $p<0.01$，他はすべて $p<0.001$）．その他 baPWV 以外の 2 指標間で有意であったものはラクナ梗塞数と眼底所見の相関のみであった

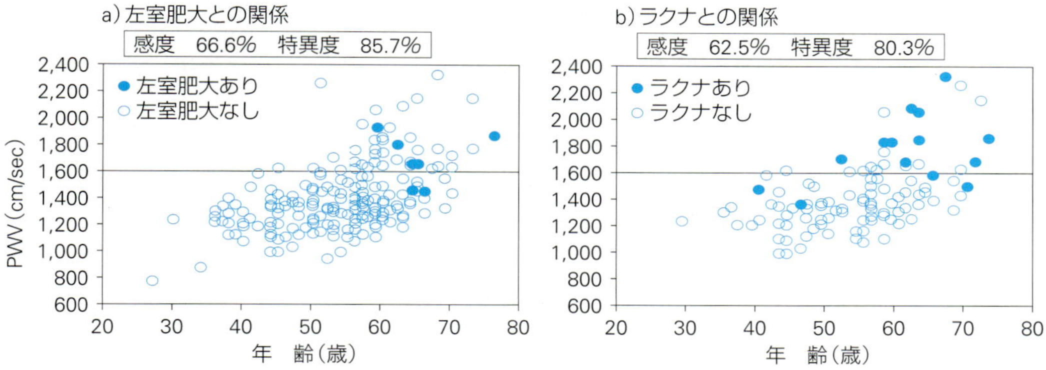

図 2-4　PWVのカットオフラインと臓器障害指標
a）では左室肥大を認めた受診者，b）ではラクナを認めた受診者を年齢とPWVの散布図上に表示した．PWV=1,600 cm/secをPWVのカットオフ値としたところ，いずれの指標においても高い感度，特異度を示した．

($p<0.05$)．これらの結果より血管の機能的診断法であるbaPWVが，形態的診断法である頸動脈エコー検査の結果に一致して動脈硬化の程度を表すこと，さらに従来より特に高血圧性の臓器障害指標と考えられている左室肥大や脳虚血，高血圧性眼底所見の程度をよく反映することが示された．冒頭で述べたように大動脈は弾力性を有することで全身を保護する機能があるが，これらの結果からも動脈が硬くなり動脈本来の機能が低下することにより，二次的に心臓や他の臓器に障害が生じることが示唆される．

このようにPWVは臓器障害をある程度予測し得る可能性があるため，著者らは左室肥大と脳虚血を検出するためのbaPWV値の設定を試みた．baPWV=1,600 cm/secをカットオフ値にしたところ，左室肥大の感度，特異度はそれぞれ66.6%，85.7%，ラクナ梗塞の感度，特異度は62.5%，80.3%となり，このbaPWV値を年齢や血圧によらない絶対値として応用できると考えた（図2-4）．また，PWVが左室肥大や脳虚血，高血圧性眼底所見の全てと相関がみられたのに対し，簡便な形態的診断法として現在最も利用されているIMTとは相関がみられなかったことより，PWVはIMTより早期にこれらの臓器障害を検出しうる可能性も示唆された．ただしこれはPWVがIMTより優れた検査法であることを意味するものではなく，各検査法の特性の違いによるものと考えられる．PWVとIMTの異同性については今後の検討課題である．

以上，著者らの施設で実施している人間ドックのデータをもとにPWVの意義について述べた．これまでの形態学変化を捉える動脈硬化の検査法とは異なり，PWVは動脈の機能を測ることによって動脈硬化の進展性を評価する検査法であり，コマーシャルベースの機器が登場した現在，日常臨床に利用できる新たな動脈硬化評価ツールが増えたといえよう．著者らの検討結果からも，PWV が非常に鋭敏な動脈壁硬化度のマーカーであることは疑いがなく，動脈硬化に関連した臓器障害予知指標としても利用できる可能性がある．こうした意味でも PWV は集団健診や人間ドックに導入する価値が非常に高いと考えられる．

8．健診およびドックにおける検査の条件

PWV を健診やドックに導入する大きなメリットとしてあげられるのがその簡便性である．基本的には健常人の集団を対象とした健診やドックでは，非侵襲的であることが何より優先されるべき条件であり，さらに健診においては時間がかからないこと，コストがかからないことも必要である．フォルム PWV/ABI にて測定する baPWV はこれらの条件をすべて満たしている．また心エコーや頚動脈エコーでは検者が一定の技術レベルを獲得するまで熟練を要するが，baPWV は誰でもすぐに操作し，計測することが可能である点も特筆すべきであろう．これは健診における検査として最も重要な要素である高い再現性を意味するものでもある．山科ら[12)]は観察者間信頼性（観察者を変えて測定した場合の再現性）と同一観察者間信頼性（同一観察者が日を変えて測定した場合の再現性）を検討し，その再現性の高さを証明した．さらに健診において重要な要件である精度に関しても，baPWV とカテーテル大動脈 PWV との相関を検討し baPWV の精度の高さを確証した．

9．健康教育としての健診およびドック

健康診断や人間ドックの目的は疾病の早期発見のみならず，健康教育を実施することにもある．健診やドックは年に1回あるいは数回，自身の健康状態を把握し，健康や疾病に関する知識を深め考える機会でなければならない．PWV はその意味でも大きな期待がもたれている．なぜなら，血管の異常を数値で知ることによって血管の異常を把握し，運動療法や食事療法により積極的に取り組む動機づけとなる可能性が高いからである．

健診の制度が他国よりは整っているわが国では，高血圧や糖尿病，高脂血症などの生活習慣病は比較的発見されやすい．にもかかわらず，動脈硬化性疾患を予防できない理由のひとつには指導の難しさがあげられる．結果をみれば危険因子がいくつあり，基準値よりどれくらい外れているかを確認することが

できても，自覚がないためにいかに血管が傷害されているかを知り得ない．そのため生活習慣を見直すきっかけがないまま次回の健診をむかえてしまうことが実際には多いと思われる．以前著者らの施設で行ったアンケート調査では，頚動脈エコー検査を行い壁肥厚の状態を写真で確認してはじめて生活習慣を見直す気になったという受診者が非常に多かった．頚動脈エコー検査ほどの視覚的効果は少ないにしても，PWVも血管を硬さを数値として表現でき，年代別基準値に照らし合わせることで，血管の機能の面から異常かどうかを確認することができる．PWVが上昇していれば，無自覚のうちにも血管が障害されていることを認識し，生活習慣の改善を行う契機となることが期待される．しかも，PWVは運動[13]や食事[14]，食塩制限[15]などの非薬物療法によって変化しうる可能性が報告されている．本来目標を設定しにくい運動療法や食事療法において，PWV改善を目標にすることは本人の励みにもなり，より積極的にこうした取り組みができるようになると期待される．

10．PWVの有用性のまとめ

PWVを健診や人間ドックに導入するにあたっての利点は多く，次のようにまとめられる．①鋭敏な総合的動脈硬化指標として動脈の障害を早期に発見できる．②簡便で安価であり，検者の熟練を要さない．③精度，再現性ともに高い．④血管の異常を認識させることで，より積極的に健康教育を実施しうる．

11．予防医学におけるPWVへの期待

高齢化社会を迎えたわが国ではライフスタイルの変化と相まって，生活習慣病および心血管疾患が急増しており，今後さらに増加することが予想される．現在，脳卒中は寝たきり老人の最大の原因であり，本人のQOLの低下はもとより社会的損失も大きい．健康寿命を延ばすことが高齢化社会を活性化する上で何より大切であり，医療経済的にも好ましく，したがって重症疾患を惹起する動脈硬化を予防することが現在の医療の希求的課題である．しかし動脈硬化性疾患や生活習慣病はSilent Disease（沈黙の病）であるだけに自分では異常を知り得ない．そのためこれらの疾患は健康診断や人間ドックで発見するよりほかなく，予防医学の重要性が今後ますます高くなると考えられる．健診やドックで定期的に血管の状態を検査し，動脈硬化度をチェックしながら生活習慣病に対するアプローチができれば，より積極的な予防医療が実現できると期

待される．動脈硬化の早期発見，早期治療に有用なPWVが今後予防医療において果たす役割は非常に大きいと考えられる．

［原田　早苗・武田　和夫］

文　献

1) Laurent S, et al : Aortic stiffness is an independent predictor of all-cause and cardiovascular mortality in hypertensive patients. Hypertension, 37 : 1236–1241, 2001.
2) Blacher J, et al : Aortic pulse wave velocity as a marker of cardiovascular risk in hypertensive patients. Hypertension, 33 : 1111–1117, 1999.
3) Boutouyrie P, et al : Aortic stiffness is an independent predictor of primary coronary events in hypertensive patients: a longitudinal study. Hypertension, 39 : 10–15, 2002.
4) Guerin AP, et al : Impact of aortic stiffness attenuation on survival of patients in end-stage renal failure. Circulation, 103 : 987–992, 2001.
5) Benetos A, et al : Arterial alterations with aging and high blood pressure. A noninvasive study of carotid and femoral arteries. Arterioscler Thromb, 13 : 90–97, 1993.
6) Safar ME, et al : The arterial system in hypertension. A prospective view. Hypertension, 26 : 10–14, 1995.
7) Lehmann ED, et al : Arterial wall compliance in diabetes. Diabet Med, 9 : 114–119, 1992.
8) Sutton-Tyrrell K, et al : Aortic stiffness is associated with visceral adiposity in older adults enrolled in the study of health, aging, and body composition. Hypertension, 38 : 429–433, 2001.
9) Emoto M, et al : Stiffness indexes beta of the common carotid and femoral arteries are associated with insulin resistance in NIDDM. Diabetes Care, 21 : 1178–1182, 1998.
10) Brunzell JD, et al : Dyslipidemia of central obesity and insulin resistance. Diabetes Care, 22 (Suppl 3) : C10–C13, 1999.
11) Wilson PW, et al : Prediction of coronary heart disease using risk factor categories. Circulation, 97 : 1837–1847, 1998.
12) Yamashina A, et al : Validity, reproducibility, and clinical significance of noninvasive brachial-ankle pulse wave velocity measurement. Hypertens Res, 25 : 359–364, 2002.
13) Tanaka H, et al : Aging, habitual exercise, and dynamic arterial compliance. Circulation, 102 : 1270–1275, 2000.
14) Nestel PJ, et al : Arterial compliance in obese subjects is improved with dietary plant n-3 fatty acid from flaxseed oil despite increased LDL oxidizability. Arterioscler Thromb Vasc Biol, 17 : 1163–1170, 1997.
15) Seals DR, et al : Blood pressure reductions with exercise and sodium restriction in postmenopausal women with elevated systolic pressure: role of arterial stiffness. J Am Coll Cardiol, 38 : 506–513, 2001.

3 加齢による変化

脈波はその管が硬いほど，内腔が細いほど，その管の壁が厚いほど速く伝播することが物理学的に証明されている（Moens-Korteweg 式）．これを人体，なかでも動脈波に応用したのが脈波伝播速度（pulse wave velocity：PWV）である．その測定の歴史は古く，最初の報告は Bramwel とノーベル医学生理学者である Hill[1] に遡る．Bramwell らは右頚動脈と右橈骨動脈に脈波計をあてて PWV を計測し，PWV が加齢とともに速くなることを指摘し，動脈硬化と相関するとすでに予見している．本稿では，動脈の構造およびその加齢に伴う変化を解説し，加齢と PWV の関連について解説する．

1．動脈の構造

動脈には図 3–1 のごとく，大動脈などの太い弾性型動脈，大腿動脈や撓骨動脈などの中等大の筋型動脈と，微小血管であり抵抗血管となる細動脈の 3 種類がある．末梢の血管ほど，内径は小さくなるが，壁は相対的に厚くなり，壁厚／内径比は大きくなる．いずれの動脈も，内膜，中膜，外膜の 3 層構造からなるが，その構造，組成は動脈により異なる（図 3–2）．内膜は一層の内皮細胞とその内皮下組織の基底膜からなる．中膜は内側を内弾性板，外側を外弾性板で境され，弾性線維（エラスチン），平滑筋，膠原線維（コラーゲン）で構成される．外膜は線維芽細胞，エラスチン，コラーゲンで構成されているが，そこには血管運動神経，知覚神経，栄養血管が存在する．弾性型動脈と筋型動脈の大きな違いは，中膜の構造で，弾性型動脈はエラスチンと平滑筋が交互に同心円状に重なる層状構造になっているが，筋型動脈ではエラスチンは少なく，主に平滑筋により構成されている．細動脈の中膜は数層の平滑筋細胞と周皮細胞からなり弾性板はない．

血管の伸展性はエラスチン，平滑筋，コラーゲンのもつ物理学的性質による．物体の弾性は一般的に弾性率で表されるが，血管の弾性率とは血管壁を伸

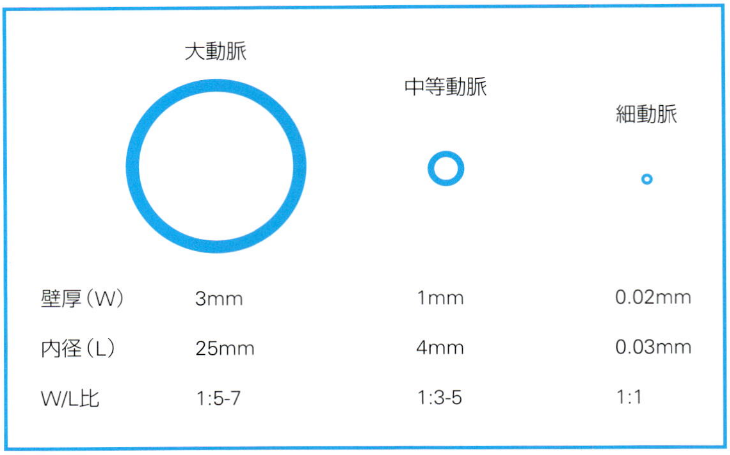

図 3–1　動脈の大きさからみた形態（壁厚と内径）

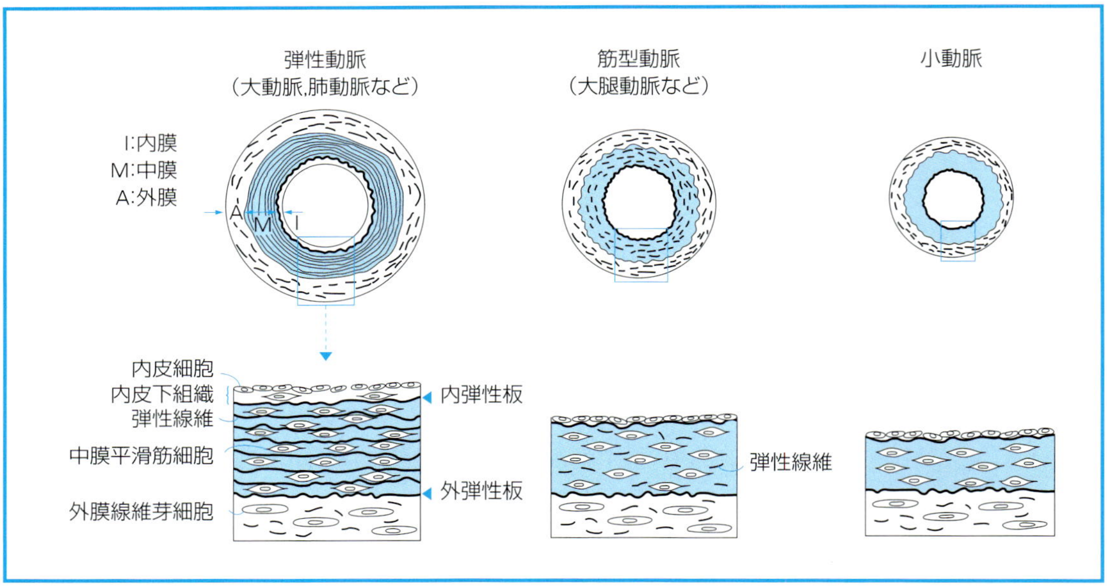

図 3–2　動脈の構造（米満吉和ら：血管内科（江頭健輔編）．p53，メディカルレビュー社，2001）

展するために必要なエネルギー量で表し，伸展性の逆数の指標となる．エラスチンの弾性率は 3—5×10^6 dyne/cm^2 程度で，次いで平滑筋で，コラーゲンの弾性率は 10^7—10^9 dyne/cm^2 と高い．したがって，コラーゲンはエラスチンと比べて 10^2—10^3 倍弾性率が高い．エラスチンが多いほど伸展性に富み，コラーゲンが多いほど伸展性が少なくなるが，弾性型動脈と筋型動脈の伸展性の違いはこの伸展性のあるエラスチンの量が異なることによる．

弾性型動脈は心収縮期に拡張することによって心拍出による衝撃を緩衝する作用がある．心収縮に伴って拡張した弾性型動脈は，心臓の拡張期に収縮して

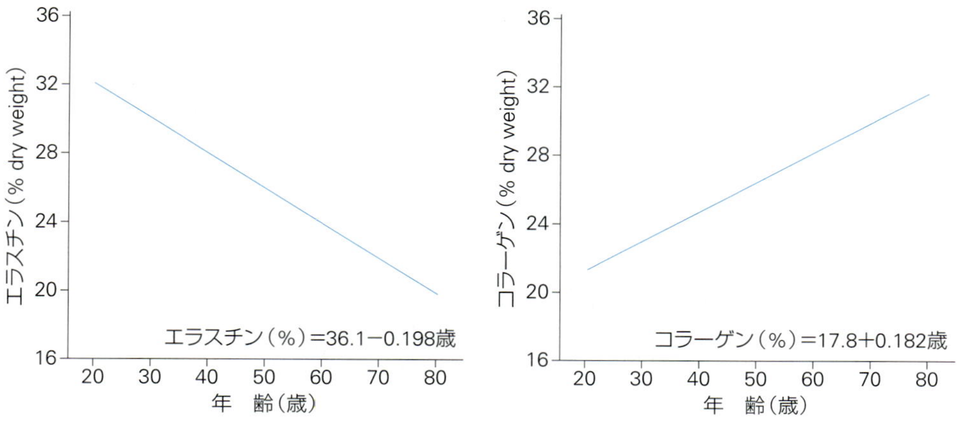

図 3-3　ヒト胸部大動脈の組織を占めるエラスチン(左)とコラーゲン(右)の割合を年齢と比較したもの
加齢に伴いエラスチンは減少し，コラーゲンが増加する．(Faber M, et al : The human aorta. Part. V: Collagen and elastin in the normal and hypertensive aorta. Acta Path et Microbiol Scandinav, 31 : 377−382, 1952.)

血液を末梢に送る．この作用はWindkessel効果と呼ばれ，心臓の収縮期／拡張期を通じて血液を末梢に送る要因となり，拡張期圧が比較的高い値に保たれる理由となっている．血管に伸展性があり弾性に富む場合は，心臓からの駆出された血液の最大60％を拡張期に末梢に送る作用がある[3]．動脈硬化により伸展性・弾性が失われるとこの作用がなくなり，収縮期血圧の上昇／拡張期血圧の低下を生じるため脈圧が大きくなる．

筋型動脈はよく発達した平滑筋層をもち，豊富な神経支配を受け，必要に応じて収縮することによって血流の分配を調節している．

細動脈以下の動脈は抵抗血管としての機能があり，血管神経や血管作動物質の作用により収縮し血流や血圧を調節している．

2．加齢に伴う動脈構造の変化

加齢に伴い，程度の差はあれ必ず動脈硬化が進行する．健常者でも必ず動脈硬化が存在する．動脈硬化は日本語では単に動脈が硬くなることしか意味しないが，正確にはatherosclerosisであり，atherosisとsclerosisの両者が存在することを意味する．atherosisは内膜におこる粥腫形成に基づく一連の変化であり，sclerosisは中膜におこるMoenkeberg硬化とも呼ばれる変化である．この両者は，加齢に伴いほぼ平行して進む．本稿ではarterial stiffnessに最も影響するsclerosisを中心に解説する．図3-3は年齢と動脈を構成するコラー

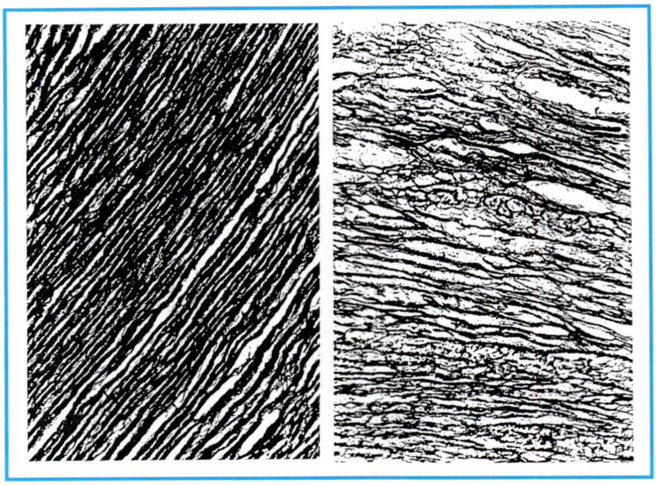

図 3–4　小児(左)と高齢者(右)の動脈壁を構成するエラスチン
加齢によりエラスチンの層状構造は失われ断裂を生じるてくる．Orcein &Giesen 染色．(Nichols WW, et al, ed : Mc Donald's Blood Flow in Arteries 4th ed. p356, Arnold, 1998.)

ゲン量，エラスチン量の関係を示すものであるが，加齢とともにエラスチンが減り，コラーゲンが増加していることがわかる[3]．エラスチンは伸展性および弾性に富んでいるが生ゴムと同じように劣化する性質がある．高い圧（張力）に頻回にさらされると劣化し弾性を失っていく．こういった現象は組織学的に認められ，加齢に伴ってエラスチンの構造変化がみられる[4]．図 3–4 は小児と成人の中膜の組織像（エラスチン染色）である．小児期には層状に密に構成されているエラスチン（図 3–4 左）が，成人では層状構造が失われエラスチン断裂（elastin fracture）が生じている（図 3–4 右）．O'Rourke ら[5]はエラスチンを生ゴムと想定して物理学的に劣化の時期を推定し，負荷の程度と総伸展回数（心拍数）からエラスチンの寿命を想定している（図 3–5）．圧負荷が高いほど寿命が短いことがわかる．

組織学的には，劣化したエラスチンに置き換わるように平滑筋や膠原線維が増加するためにさらに加速度的に血管の伸展性が失われる．

atherosis によって生ずる粥腫は内腔に向かって形成されるため，壁は肥厚しかつ内腔は狭小化する．一方，sclerosis によっても血管リモデリングが生ずる．一般的に，高血圧に伴う血管のリモデリングは，血管の外径は拡大しても血管壁の肥厚によって内腔の拡大は伴わず，同じか狭くなる[6]．同様の血管リモデリングは健常者でも加齢に伴って生じている．したがって，加齢に伴って動脈の血管壁厚／内径比は大きくなる．図 3–6 は若年者と高齢者の動脈の壁厚／内径比を部位別に示したものであるが，末梢動脈になるに従って大きくなる[7]．前述のごとく，PWV は血管が硬いほど，内径が小さいほど，壁が厚

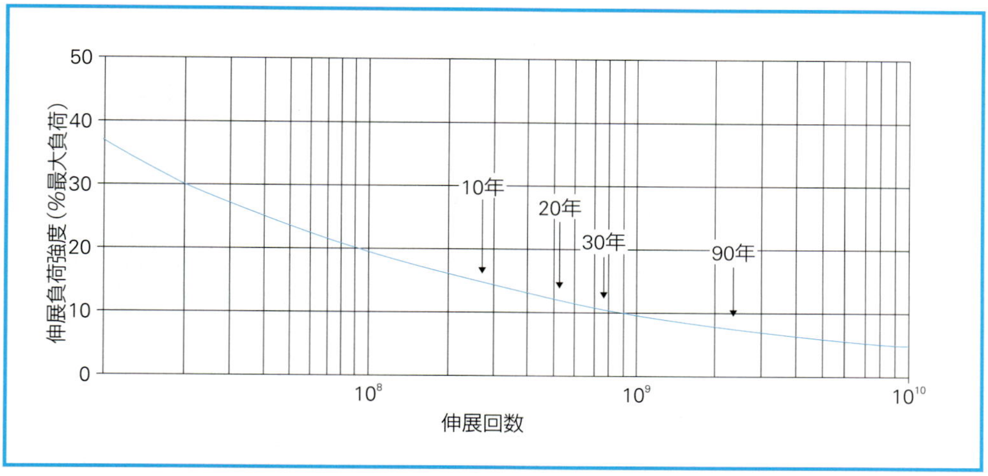

図 3–5　エラスチンを生ゴムと想定した際の負荷程度と伸展回数から想定されるエラスチン断裂までの寿命

10％の伸展だと 8×10^8 回であり，平均心拍数を 70／分とすると約 30 年で寿命を迎えることになるが，5％の伸展だと 3×10^9 回であり，約 90 年間もつことになる．（Nichols WW, et al, ed : Mc Donald's Blood Flow in Arteries 4th ed. p373, Arnold, 1998.）

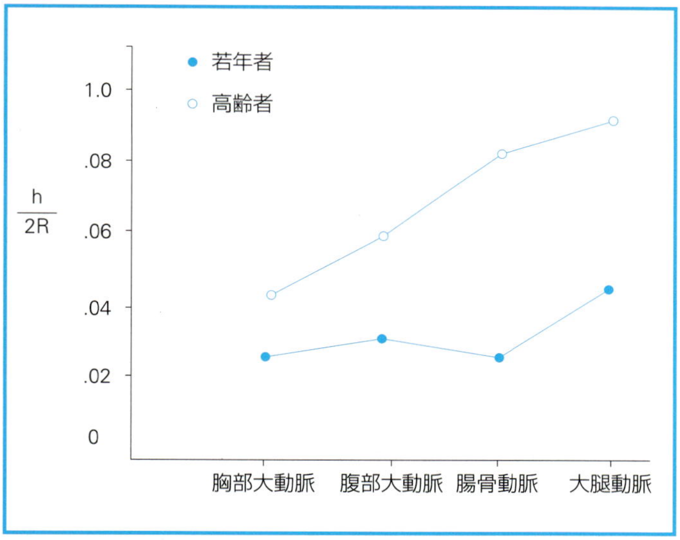

図 3–6　若年者と高齢者の動脈部位別にみた壁厚／血管径比

h は壁厚，R は半径．（Learoyd BM, et al : Alterations with age in the visco-elastic properties of human arterial walls. Circ Res, 18 : 278–292, 1966.）

いほど速くなるので，血管の弾性の変化のみならず，血管構造の変化からも加齢に伴って PWV が速くなることがわかる．

特に末梢動脈ほどこの傾向が高いため，下肢まで計測範囲に含む上腕動脈—足関節動脈間 PWV（baPWV）で高くなる．さらに動脈硬化が加われば内径の狭小化，壁厚の増加，血管の伸展性低下が進むため baPWV が高値になることはいうまでもない．

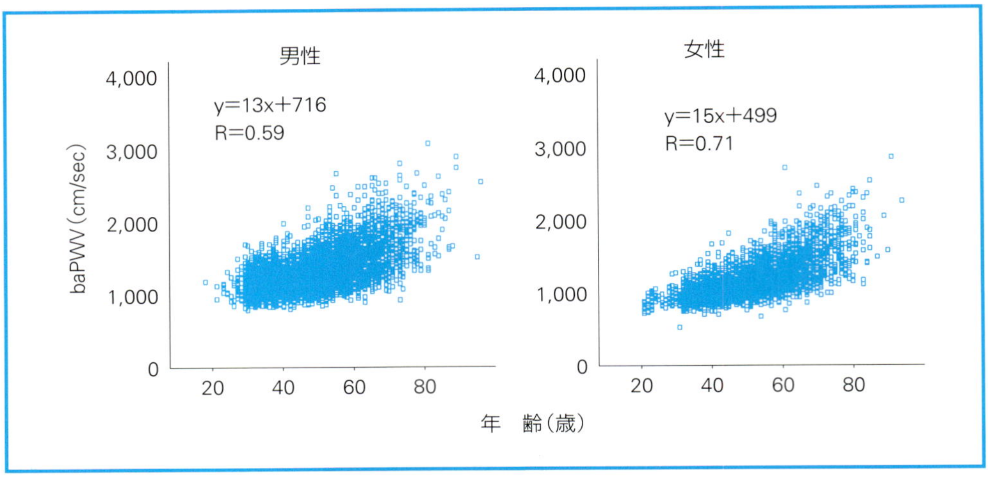

図 3–7　健診を受診し，動脈硬化心血管疾患のない 11,109 名の男女別にみた年齢と baPWV

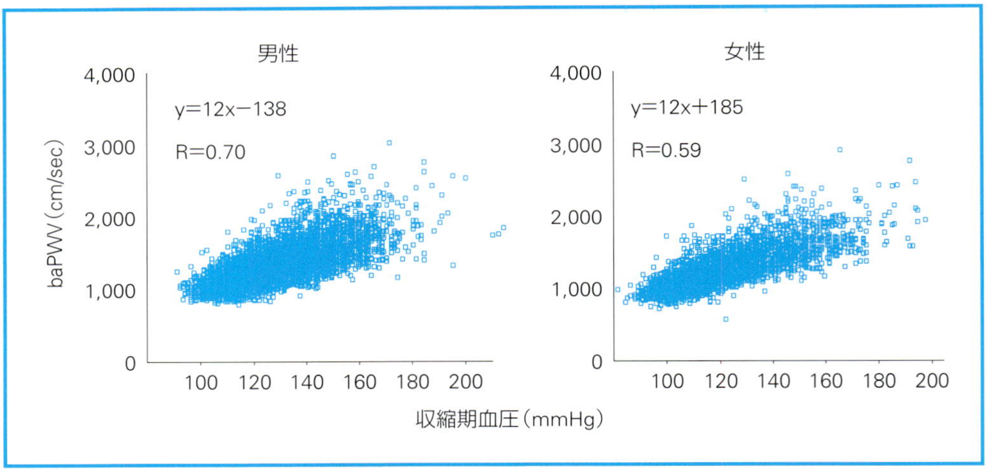

図 3–8　健診を受診し，動脈硬化心血管疾患のない 11,109 名の男女別にみた収縮期血圧と baPWV

3. 加齢と脈波速度

著者らは，上腕動脈—足関節動脈間脈波速度（brachial-ankle PWV：baPWV）測定を健診に導入し，これまで 11,000 名を超える健診受診者に施行してきた．対象は企業の年次定期検診および病院の健診センターに受診し，動脈硬化関連心血管疾患のない総数 11,109 名（男性 6,773 名，女性 4,336 名，平均年齢 46 歳）である．この健診受診者について，男女別に年齢と baPWV 計測値を表示したものが図 3–7 である．年齢と baPWV には高い相関があり加齢とともに baPWV が高値となる．特に女性で相関が高いが，女性では 50 歳

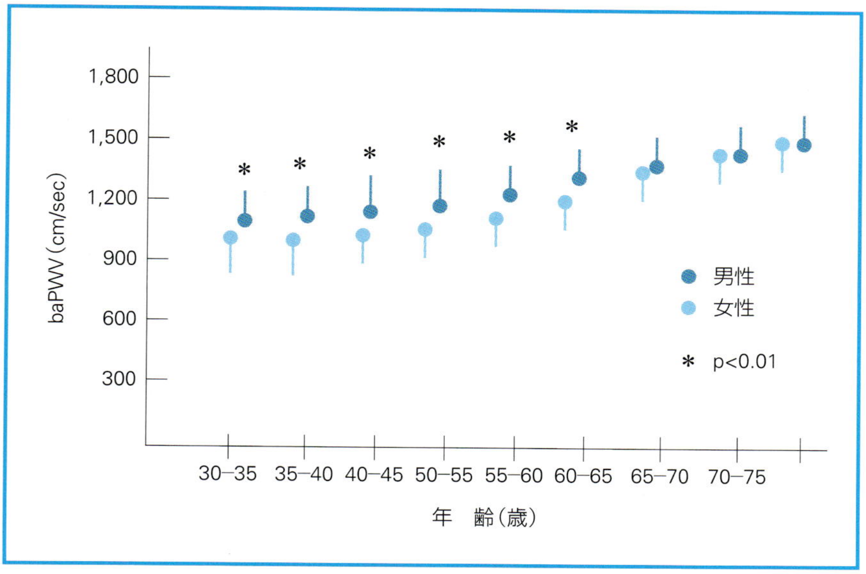

図 3–9　健常者 5,823 例における男女別年代別 PWV 値（平均 ± 1SD）

を過ぎて高値となることがわかる．同様にして男女別に血圧と baPWV との関係をみたものが図 3–8 である．年齢と同様に有意な正の相関がある．そこで，加齢が血圧と離れて PWV に影響する独立因子かどうか検討するため，baPWV を従属因子してそれに寄与する因子を多変量解析したところ，最も影響するのは年齢で，次いで，収縮期血圧，性であった．その他，高脂血症，糖尿病，高尿酸血症は，わずかながら PWV が高値を示した．さらに，健診結果から，高血圧（140/90 mmHg 以上），糖尿病（HbA_{1c} > 6.0％），高脂血症（総コレステロール 230 mg/dL 以上），高尿酸血症（7.5 mg/dL 以上），喫煙，肥満（BMI > 25），などの危険因子の全くない 5,736 名について baPWV を検討し，男女別に 5 歳ごとに平均値と 1SD を表示したものが図 3–9 である．これらの危険因子をもたない受診者の年代別の計測値が加齢に伴う baPWV 変化と判断される．年齢とともに PWV 値は高値となるが，65 歳までは，男性で有意に高いが，65 歳を過ぎると女性の PWV は高くなり男女差がなくなる．この図に示される値は年代別基準値と判断され，個々の患者の arterial stiffness を評価するときには，この基準値と比較することが必要である．

おわりに

PWV が動脈硬化の指標として臨床応用されるようになってきたが，その数値を個々の患者で考えるときには，動脈の生理的加齢現象としての PWV 値か，病的意義のある PWV か考慮して判断する必要がある．

［山科　章・冨山　博史］

文　献

1) Bramwell JC, et al : Velocity of transmission of the Pulse Wave. Lancet, p891–892, 1922.
2) London GM, et al : Influence of arterial pulse and reflected waves on blood pressure and cardiac function. Am Heart J, 138 : S220–S224, 1999.
3) Faber M, et al : The human aorta. Part. V: Collagen and elastin in the normal and hypertensive aorta. Acta Path et Microbiol Scandinav, 31 : 377–382, 1952.
4) O'Rourke MF, et al : Age-related changes of elastic lamellae in the human thoracic aorta. J Am Coll Cardiol, 9 : 53A, 1987.
5) Nichols WW, et al, eds : Mc Donald's Blood Flow in Arteries 4th ed. p372–373, Arnold, 1998.
6) Gibbons GH, et al : The emerging concept of vascular remodeling. N Engl J Med, 330 : 1431–1438, 1994.
7) Learoyd BM, et al : Alterations with age in the visco-elastic properties of human arterial walls. Circ Res, 18 : 278–292, 1966.

4 全身的血管傷害因子としてのPWV

近年多くのコホート研究により，加齢や慢性高血圧に伴う脈圧の増大が，年齢や血圧値とは独立して心血管病発症と密接に関係することが明らかとなりつつある[1–3]．脈圧上昇は大動脈弾性低下に伴う脈派伝播速度（pulse wave velocity：PWV）の亢進により生じるが[4–6]，これら血行力学的因子がmechanical stressをもたらすことが示唆されている．本稿では，最近我々が提唱している「大血管弾性低下の指標としてのPWVの亢進が全身血管に対し傷害的に作用し動脈硬化を促進させる，すなわちPWVそのものが心血管病の危険因子となりうる」という仮説の理論的根拠について 分子生理学的および疫学的側面から概説することで，PWVをエンドポイントとして介入することへの意義について述べる．

1．mechanical stressによる血管傷害機序

血管壁は内皮細胞・平滑筋細胞・線維芽細胞および細胞外マトリックスにより構成され，各々の密接なクロストークにより多彩な機能調節を受けている[7]．血管内腔には伸展やずり応力などの力学因子に加え，体液内分泌因子・活性化血球因子・局所因子などの複雑な刺激にさらされており，これに対する防御調節機構の破綻が血管障害をもたらすと考えられている[8]．脈圧上昇は，大血管弾性低下に由来する収縮期圧緩衝作用（Windkessel効果）が減弱し，PWVと末梢抵抗血管床からの反射波が亢進した結果生じる[4–6]．この現象は，拡張期における冠灌流圧低下と同時に，収縮期の左室圧負荷と全身の動脈に血行力学的傷害（mechanical stressの亢進）をもたらす．

1）血管内皮障害と血管リモデリング

血管病変の成立において圧・血流などの血管内腔からの物理的攻撃因子の最初のターゲットとなるものが内皮細胞である[9]．その機能は血管内腔をカバー

するシートにとどまらず極めて多彩な役割を有する．すなわち，血管内皮は多くの血管作動性物質を放出しており，これら内皮由来血管拡張物質と収縮物質のバランスによって血管壁の緊張は決定される．加えて，一酸化窒素（NO）を始めとする内皮由来血管拡張物質は細胞増殖および接着抑制・血管透過性調節・抗血栓と血管保護的に働き，逆に，アンギオテンシンⅡ・エンドセリンを始めとする内皮由来血管収縮物質は血管傷害・動脈硬化促進的に作用する．高血圧を始めとする種々の冠危険因子が血管内皮細胞へ慢性的に暴露すると拡張因子と収縮因子のバランスがくずれ，これらの収縮性血管作動物質と transforming growth factor-β（TGF-β）などの増殖因子により，後述の血管伸展刺激の影響が顕在化する[10]．その結果，平滑筋細胞の形質変換による増殖・肥大，平滑筋細胞の内膜への遊走，細胞外マトリックスの過剰な蓄積が合い重なり，血管壁の肥厚とそれに伴う血管内腔の狭小化，すなわち血管リモデリングが進行する．

2) mechanical stress

血管への圧負荷は，血流に起因するシェアストレスと血圧に由来する法線応力（伸展刺激 stretch stimuli）に分類できる．シェアストレスや伸展刺激などの機械的により細胞骨格の歪みがもたらされた結果，遺伝子発現が転写制御と mRNA の安定化の２つのレベルで調節され数多くの生体内活性物質が産生代謝される[7]．

3）シェアストレスと血管作動物質

シェアストレスは内皮細胞を活性化し，その機能や血管構築の維持に重要な役割を果たす．シェアストレスが減弱あるいはシェアストレス応答性が低下すると内皮細胞にアポトーシスが誘導され内皮機能障害を通じて血管病が進展する．培養内皮細胞に対しシェアストレスを与えると NO，PGI_2，CNP，adrenomedullin，EDHF などの内皮由来血管弛緩因子産生が upregulate され，エンドセリン変換酵素やアンギオテンシン変換酵素など収縮因子産生系の発現が抑制される[8–10]．

4）シェアストレスとリモデリング

シェアストレスの増加は血管径の増大と壁厚の減少を，低下はその逆の反応をもたらす．培養内皮細胞に対しシェアストレスを加えると，PDGF・TGF-β・bFGF などの内皮細胞由来成長因子産生が亢進する一方，マトリックス蛋白コラーゲン増加／フィブロネクチン減少，マトリックス分解酵素メタロプロテイネース減少，線溶系 t-PA・トロンボモジュリン増加，走化因子 MCP-1 や接着因子 ICAM-1（intercellular adhesion molecule-1）・E-セレクチン発現亢進など，多彩な反応がみられる[8–10]．以上のことは，シェアストレスが，内皮細胞と隣接する平滑筋細胞において，体液因子や局所因子の複雑なネットワークを介して，血管構築維持に関与することを示唆する．ヒト *in vivo* 筋性動脈においても，アセチルコリン刺激や beat to beat のシェアストレスによる血管内皮由来 NO 産生が血管コンプライアンス維持に重要であることが報告されている[11–12]．

5）伸展刺激の血管作用

脈圧増大時に見られる血管壁伸展張力は，多くの場合シェアストレスと逆の反応をもたらす．伸展刺激は摘出血管に対して血管トーヌスを亢進させる．培養内皮細胞に対しては細胞骨格アクチンフィラメントを増加させ PKC を介した増殖をもたらす一方，NO やプロスタサイクリンなどの内皮由来血管弛緩因子低下・ET などの収縮因子亢進・コラーゲンや t-PA の産生を刺激する．培養血管平滑筋に対する伸展刺激は，アクチンフィラメントを通じて MAP kinase 系を活性化し，その過程に低分子量 G 蛋白 Rho の活性化が関与する[8–10]．したがって，脈圧上昇が周期的血管進展刺激をもたらし，これに慢性的暴露されることにより，上記のような分子機序を介して血管病変が発症進展する可能性が示唆される．

6）mechanical stress の指標としての PWV とヒト動脈硬化

以上のように *in vitro* の系では脈圧増大に由来する mechanical stress 亢進がいかなる機序で血管傷害をもたらすか明らかとなりつつあるが，これを後述の疫学的エビデンスにリンクさせるためには，ヒト *in vivo* における病態生理的検討が不可欠である．我々は「大動脈血管弾性低下は内皮傷害をもたらすことにより全身に動脈硬化を促進させる」との仮説を立て，これを検証するための pilot study として以下の断面調査を行った[13]．明らかな心血管病を有しない一般健常集団において，PWV は年齢，平均血圧，負荷時血糖反応，および冠危険因子数などの古典的冠危険因子と相関した．次に，シェアストレス刺激時の内皮由来 NO 産生の指標として，反応性充血時の強いシェアストレスによる上腕動脈血流依存性血管拡張反応，beat to beat の拍動性シェアストレスに関連するものとして stiffness β を計測した．血流依存性血管拡張反応が低下するにつれ stiffness β が増大し，PWV は上昇しており，動脈硬化のイニシャルステップである内皮機能異常と PWV は密接に関連することが明らかとなった．さらに，血管内皮の重要な機能である血管透過性制御の指標である尿中微量アルブミン排泄率との関連をみたところ，尿中微量アルブミン排泄率と PWV との間に強い正相関がみられ，糖尿病や高血圧などの危険因子を含めた多変量解析にても PWV は尿中微量アルブミン排泄増加の独立した規定因子であった．

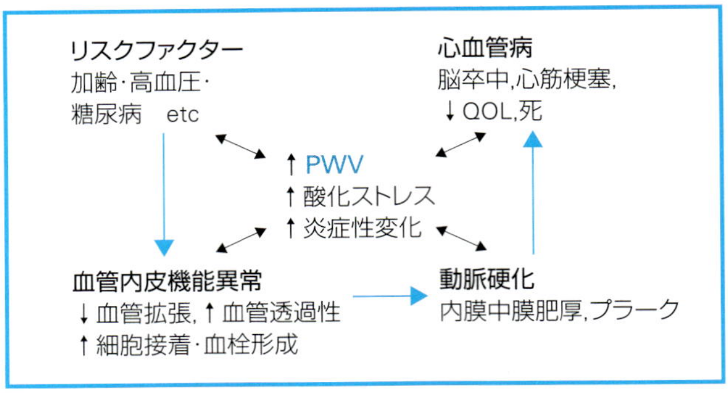

図 4–1　動脈硬化リスクファクターとしての PWV
PWV の増大は，動脈硬化発症の各々のプロセスと深く関わっており，従来のパラダイムである［危険因子→内皮機能異常→無症候性動脈硬化→心血管病発症］の過程における重要な修飾因子となる可能性が示唆される．

さらに，内皮障害の次のステップである無症候性動脈硬化病変の指標として，高解像度超音波診断装置により計測した頚動脈内膜中膜厚（IMT）およびプラークスコアを評価した．PWV は IMT やプラークスコアと明らかに相関し，多変量解析において，PWV は年齢・血圧と同様に IMT の独立した規定因子であった．このように，PWV が全身の血管病変と直接深く関わっていることが明らかとなったことから，その機序として動脈硬化が全身の炎症性血管病変であることに着目し，炎症マーカーとして高感度 CRP（hsCRP）および炎症による血管傷害機序とされる酸化ストレスの指標として 8-OHdG との関連をみたところ，PWV と hsCRP や 8-OHdG との間には有意な正相関を示した．すなわち，大動脈血管弾性低下は，炎症・酸化ストレスを介した血管内皮障害を通じて，細動脈の血管透過性調節破綻と導管血管の内膜中膜肥厚とプラーク形成に深く関わるという可能性が示唆された．このように，PWV の増大は，動脈硬化発症の各々のプロセスと深く関わっており，従来のパラダイムである［危険因子→内皮機能異常→無症候性動脈硬化→心血管病発症］の過程における重要な修飾因子となる可能性が示唆される（図 4–1）．

2．動脈硬化リスクファクターとしての PWV

多くのコホート研究により加齢や慢性高血圧に伴う脈圧の増大が心血管病発症と密接に関係することが報告されている[1–3]．しかしながら，脈圧や PWV 上昇の主要な規定因子が年齢や血圧値であることから，脈圧や PWV がこれら因子と独立して心血管病を予測するかを明らかにし，最終的には PWV をエンドポイントにおいた介入試験が予後を改善するか検討する必要がある．

1　コホート研究

1）脈圧と心血管イベント

大動脈弾性低下に伴う脈圧やPWV上昇の重要な規定因子は，血圧値（収縮期圧上昇と拡張期圧低下）そのものであり[4–6]，PWVと心血管病の関連を論ずる際に，血圧の影響を考慮することが重要となる．その際，血圧以上に血管弾性低下に影響するのが加齢であることから，年齢を加味した解析が必要とされる．壮年層を中心とした初期のChicago研究[14]においては，心血管病予知に関して，脈圧は収縮期圧に比し劣るとされたが，その後の数多くの高齢者を含む報告は相反する結果を支持している．例えば，Framinghamで収縮期・拡張期・脈圧を含めてイベントへの影響を解析した研究では脈圧が最も強い予知因子となっているし[15]，21—80歳の幅広い年齢群を検討したBoston VA研究では，60歳未満は収縮期圧が，60歳以上では脈圧が，より心血管死亡予知しうるとしている[16]．さらに，24時間血圧測定を用いて，平均3.8年フォローアップした報告でも脈圧は収縮期圧と同等に心血管イベントを予知している[17]．

2）脈圧と平均血圧

血圧は，平均血圧というスタティックなコンポーネントと脈圧というダイナミックなコンポーネントが共存し，各々が異なった形で心血管系に負荷をもたらす．MRC研究[18]においては，脈圧が冠動脈イベントと，平均血圧が脳卒中と関連することが明らかにされ，同様に，フランスにおける27,000例の検討[19]においても，脈圧の影響は脳より心血管に出ている．一方，同研究における20年近い追跡の結果は，脈圧は平均血圧の大小とは無関係に心血管病死亡に関連することを示している[20]．ニューヨークにおける5,000人の高血圧患者の5年間の追跡調査や5,700例の20年間の追跡調査においても，脈圧が，収縮期圧や平均血圧より良好な心血管事故（死亡）の予知因子であることが示されている[21—22]．

3）PWVと脈圧

PWVは脈圧の重要な規定因子であるが，血圧測定が通常上腕で行われていることから，末梢の筋性中動脈の脈圧と，弾性大動脈のPWVの間に乖離が生じる可能性もある．高血圧患者1,980人を16年間追跡調査した研究における多変量解析の結果では，心血管死亡の規定因子は脈圧ではなくPWVであることが明らかとなり[23]，その傾向は，高齢者[24]や末期腎不全患者[25]において顕著となることが報告されている．

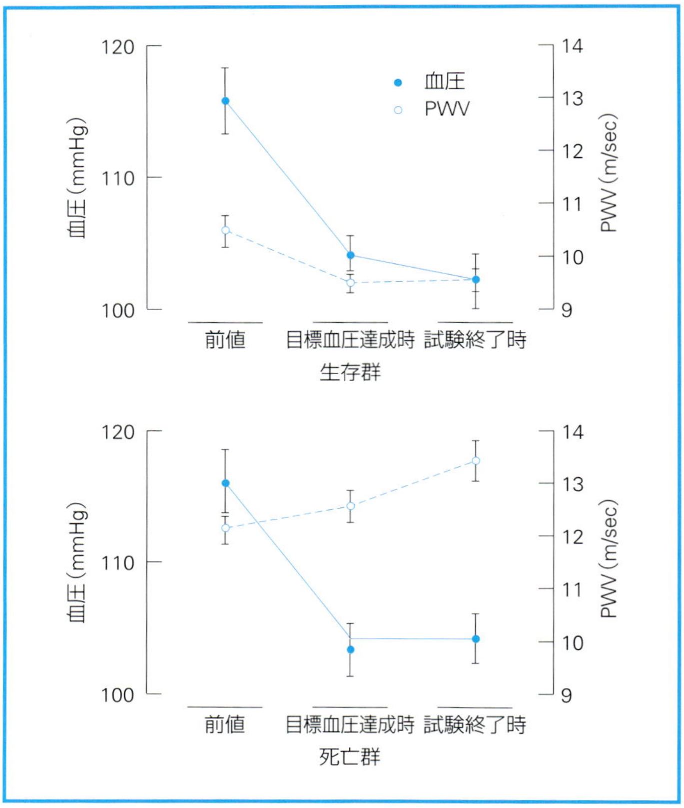

図 4–2　心血管予後が不良な末期腎不全の血液透析患者 150 名において，ACE 阻害薬と Ca 拮抗薬により降圧治療を行い平均 51 カ月観察したところ，降圧度が同等でも PWV の改善が得られなかった群は生命予後が不良であった

(Guerin AP, et al : Impact of aortic stiffness attenuation on survival of patients in end- stage renal failure. Circulation, 103 : 987–992, 2001. より改変)

2　介入研究

以上のように，脈圧や PWV の増大が心血管病の独立した予知因子であるエビデンスが数多く報告されているものの，脈圧を血圧と独立して選択的に低下させる手段が乏しいことから，これをエンドポイントにした検討は少ない．大血管硬化が最も著しく心血管病予後が不良な末期腎不全の血液透析患者 150 名において，ACE 阻害薬と Ca 拮抗薬により降圧治療を行い平均 51 カ月観察した研究では，降圧度が同等でも PWV の改善が得られなかった群は生命予後が不良であることが報告され（図 4–2）[26]，血圧値だけでなく PWV をターゲットにした治療の必要性が提起された．実際，運動習慣，減塩[27]，魚油[28]・大豆[29] 摂取など，心血管病予防に繋がる生活習慣は，いずれも PWV を低下す

ることが報告されており，少なくともその効果の一部に大血管弾性改善が示唆される．血行動態に影響しない薬物による介入試験では，スタティンなどの脂質低下薬による代謝因子の改善や[30–31]，加齢や糖代謝異常による血管弾性低下に関与するadvanced glycation endproducts（AGE）の架橋形成を切断する薬剤によっても，PWVが改善すること[32]が相次いで報告されており，今後これらPWVをターゲットにした新しい動脈硬化治療戦略の進展が期待される．

おわりに

従来，PWV亢進は加齢や高血圧の結果生じ動脈硬化の指標として把えられており，動脈硬化進展への病態生理的意義に対しては十分な関心が払われているとはいえない．本稿で明らかにしたように，血管生物学的背景および我々の断面研究や疫学的検討の結果は，大動脈血管弾性低下が全身血管床の傷害因子となりうるという新しい理論を支持しており，今後，PWVをsurrogate end pointとしてモニターするのみならず，これに積極的に介入することによる心血管病予防戦略の必要性を提起する．

［松岡　秀洋］

文　献

1) Safar ME, et al : Arterial mechanics predict cardiovascular risk in hypertension. J Hypertens, 15 : 1605–1611, 1997.
2) Cohn JN : Pathophysiologic and prognostic implications of measuring arterial compliance in hypertensive disease. Prog Cardiovasc Dis, 41 : 441–450, 1999.
3) Dart AM, et al : Pulse pressure-a review of mechanisms and clinical relevance. J Am Coll Cardiol, 37 : 975–984, 2001.
4) O'Rourke MF, et al : Arterial stiffness. J Hypertens, 17 : 1–4, 1999.
5) Kuecherer HF, et al : Evaluation of aortic compliance in humans. Am J Physiol Heart Circ Physiol, 278 : H1411–H1413, 2000.
6) Greenwald SE : Pulse pressure and arterial elasticity. Qjm, 95 : 107–112, 2002.
7) 松岡秀洋ら：高血圧の合併症：血管―腎障害の分子機序．Molecular Medicine臨時増刊，生活習慣病―分子メカニズムと治療，38：41–46，2001．
8) Matsuoka H : Endothelial dysfunction associated with oxidative stress in human. Diabetes Res Clin Pract, 54 (Suppl 2) : S65–S72, 2001.
9) 松岡秀洋ら：血管内皮細胞由来因子．日本臨床，59：878–885，2001．
10) Matsuoka H : Novel Coronary Risk Factors and Endothelial Dysfunction. (Bae JH, et al, ed), Proceedings for the 5th World Congress of Echocardiography and Vascular Ultrasound. Monduzzi Editore, Bologna Italy, p221–226, 2002.
11) Kinlay S, et al : Endothelium-derived nitric oxide regulates arterial elasticity in human arteries in vivo. Hypertension, 38 : 1049–1053, 2001.
12) Wilkinson IB, et al : Nitric oxide regulates local arterial distensibility in vivo. Circulation, 105 : 213–217, 2002.
13) Matsuoka H, et al : Increased aortic stiffness exacerbates systemic vascular injuries. J Hypertens, 20 : S72, 2002.

14) Dyer AR, et al : Pulse pressure-Ⅲ. Prognostic significance in four Chicago epidemiologic studies. J Chronic Dis, 35 : 283–294, 1982.
15) Franklin SS, et al : Is pulse pressure useful in predicting risk for coronary heart Disease? The Framingham heart study. Circulation, 100 : 354–360, 1999.
16) Lee ML, et al : Relationship of blood pressure to cardiovascular death : the effects of pulse pressure in the elderly. Ann Epidemiol, 9 : 101–107, 1999.
17) Verdecchia P, et al : Ambulatory pulse pressure : a potent predictor of total cardiovascular risk in hypertension. Hypertension, 32 : 983–988, 1998.
18) Millar JA, et al : Pulse pressure as a risk factor for cardiovascular events in the MRC Mild Hypertension Trial. J Hypertens, 17 : 1065–1072, 1999.
19) Darne B, et al : Pulsatile versus steady component of blood pressure : a cross-sectional analysis and a prospective analysis on cardiovascular mortality. Hypertension, 13 : 392–400, 1989.
20) Benetos A, et al : Pulse pressure: a predictor of long-term cardiovascular mortality in a French male population. Hypertension, 30 : 1410–1415, 1997.
21) Fang J, et al : Measures of blood pressure and myocardial infarction in treated hypertensive patients. J Hypertens, 13 : 413–419, 1995.
22) Madhavan S, et al : Relation of pulse pressure and blood pressure reduction to the incidence of myocardial infarction. Hypertension, 23 : 395–401, 1994.
23) Laurent S, et al : Aortic stiffness is an independent predictor of all-cause and cardiovascular mortality in hypertensive patients. Hypertension, 37 : 1236–1241, 2001.
24) Meaume S, et al : Aortic pulse wave velocity predicts cardiovascular mortality in subjects >70 years of age. Arterioscler Thromb Vasc Biol, 21 : 2046–2050, 2001.
25) Safar ME, et al : Central pulse pressure and mortality in end-stage renal disease. Hypertension, 39 : 735–738, 2002.
26) Guerin AP, et al : Impact of aortic stiffness attenuation on survival of patients in end- stage renal failure. Circulation, 103 : 987–992, 2001.
27) Seals DR, et al : Blood pressure reductions with exercise and sodium restriction in postmenopausal women with elevated systolic pressure : role of arterial stiffness. J Am Coll Cardiol, 38 : 506–513, 2001.
28) Nestel PJ, et al : Arterial compliance in obese subjects is improved with dietary plant n-3 fatty acid from flaxseed oil despite increased LDL oxidizability. Arterioscler Thromb Vasc Biol, 17 : 1163–1170, 1997.
29) Teede HJ, et al : Dietary soy has both beneficial and potentially adverse cardiovascular effects : a placebo-controlled study in men and postmenopausal women. J Clin Endocrinol Metab, 86 : 3053–3060, 2001.
30) Tomochika Y, et al : Improvement of atherosclerosis and stiffness of the thoracic descending aorta with cholesterol-lowering therapies in familial hypercholesterolemia. Arterioscler Thromb Vasc Biol, 16 : 955–962, 1996.
31) Shige H, et al : Simvastatin improves arterial compliance in the lower limb but not in the aorta. Atherosclerosis, 155 : 245–250, 2001.
32) Kass DA, et al : Improved arterial compliance by a novel advanced glycation end-product crosslink breaker. Circulation, 104 : 1464–1470, 2001.

5 循環器疾患における動脈硬化

わが国における循環器疾患による死亡率の推移をみると，極めて重要な事実が浮かび上がる．日本は従来，脳血管疾患死亡率の高い国であった（図 5–1）．昭和 40 年ころはそのピークにあり人口 10 万当たりの脳血管疾患死亡率は約 170 人であり，その 7 割強を脳出血が占めていた．その後，血圧管理が容易になったことから脳出血は順調に減少し，それと呼応して脳卒中死亡率は低下した．しかし，脳血管死亡率は平成 2 年で頭打ちとなり，その後増加に転じている．この理由は脳梗塞が増えたことによる．さらに脳梗塞の増加と一致して，虚血性心疾患による死亡率も増加していることがわかる（図 5–2）．次に，腎死の指標となる透析患者数とその原疾患をみてみると，1985 年から 1999 年の 15 年間で，透析者数は約 3 倍になっている（図 5–3）．原疾患別で

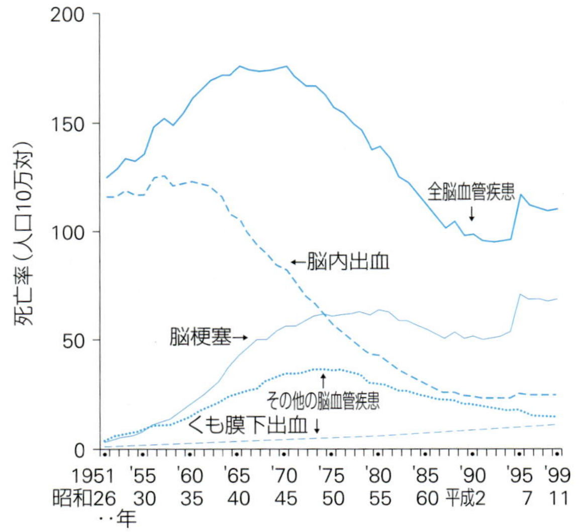

図 5–1　脳血管疾患の死亡率（人口 10 万対）の年次推移
（(財)厚生統計協会：国民衛生の動向．p55，2001.）

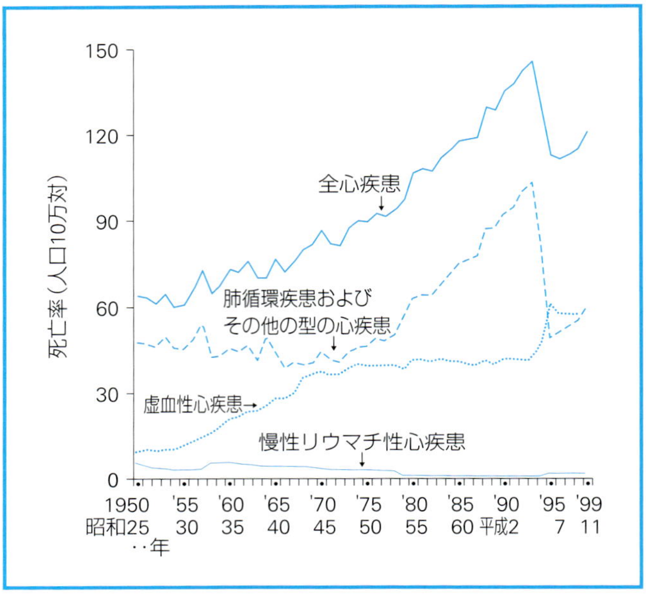

図 5–2　心疾患の死亡率（人口 10 万対）の年次推移
（（財）厚生統計協会：国民衛生の動向．p54，2001．）

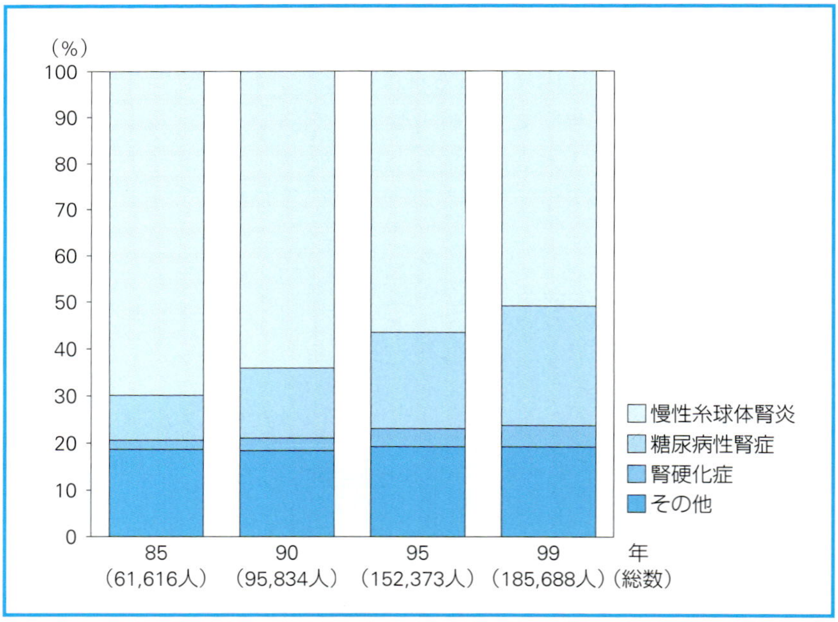

図 5–3　慢性透析患者の原疾患の総数と割合の年次推移

は糖尿病性腎症の増加が著しいが，次いで着実に増加しているのが腎硬化症である．すなわち，動脈硬化を主因とする脳，心，腎疾患は確実に増えている．循環器学における予防医学はまさに動脈硬化の予防と同義といって過言ではない．

表 5–1　動脈硬化の評価法

1.	血管撮影
2.	血管内超音波
3.	血管内視鏡
4.	CT
5.	MRI
6.	エコー
7.	脈波伝播速度（pulse wave velocity：PWV）

動脈硬化性疾患が増加している要因はいくつか考えられる．第 1 は，高齢化の進行である．加齢は動脈硬化を規定する重要な要因であり，加齢に伴い動脈硬化性疾患の発症は増加する．第 2 は，食習慣の欧米化，過食の常態化を背景に高血圧，糖尿病，高脂血症，肥満など複数の危険因子を合併した高リスク患者が増えていることがあげられる．

循環器疾患は発症すると様々な身体機能の障害を残し，個人の活動性，生産性を低下させ，一方で，医療費という社会負担を増大させる．循環器疾患の予防は，社会の活力を保持する上で極めて重要な意味をもつ．動脈硬化の早期診断，早期治療が求められる．

1．動脈硬化の評価法

動脈硬化（atherosclerosis）と一般的に用いられる用語は実に多様な病態を包む．動脈硬化は粥状病変（atherosis）と硬化性病変（sclerosis）の 2 つの要素を含んでいる．粥状病変は血管内膜と中膜の形態的変化であり，硬化性病変は血管の硬さ（進展性の低下），すなわち機能的変化を意味する．粥状病変と硬化性病変は平行することも多いが，そうでない場合もある．動脈硬化の臨床的評価法としては表 5–1 に示すようなものがあるが，動脈硬化のいかなる側面を評価するか，それぞれの方法の長所，短所を理解し，使い分ける必要がある．

血管撮影は，動脈硬化の狭窄病変を影絵でみるものであり，臨床的には最も古くから用いられている．血管撮影は狭窄病変の程度や広がりを視覚的に表現するわかりやすい方法であるが狭窄部の性状はわからない．血管内超音波や血管内視鏡は狭窄部を肉眼的あるいは超音波的に検索し，狭窄部病変の病理的変化の評価を可能にする．しかし，これらはいずれも侵襲的である．

CT，MRI アンギオグラフィーは，非侵襲的に血管の狭窄，蛇行，閉塞を明らかにする．また，血管壁の性状の情報も与える．いずれも 3 次元描写が可能となり，従来の 2 次元画像では得られない，血管の全体像の把握が可能となった．特に大血管については，形態変化，内膜変化を 2 次元，3 次元的に描出することで血管撮影以上に貴重な情報を提供する．しかしながら，脳，冠，腎動脈など中程度以下の動脈の動脈硬化性変化の評価には限界がある．

動脈エコーは，血管の形態と機能の両者を評価しうる数少ない方法である．腹部大動脈や頚動脈で評価することが多い．動脈壁の内膜表面から外膜面までの厚みは内膜中膜複合体（intima-media thickness：IMT）で表現される．これは組織学的には内膜—中膜肥厚に一致する．動脈硬化がおこると，IMT の肥厚に加え，plaque の形成が見られる．plaque は，エコー輝度の高い hard plaque（繊維成分が多い）とエコー輝度の低い soft plaque（脂肪成分が多い）に区別される．石灰沈着病変では，acoustic shadow を引く．頚動脈や大動脈の機能的硬さは，M モード記録により求められる．動脈は収縮期に拡大し，拡張期に縮小し，その変化は血圧変動に依存する．血管硬化指標として用いられる β 指数は以下の式で表される．

$$\beta\text{指数} = \log \frac{(\text{収縮期血圧}/\text{拡張期血圧})}{\{(\text{収縮期大動脈径} - \text{拡張期大動脈径})/\text{拡張期大動脈径}\}}$$

2．動脈硬化と脈波伝播速度

動脈硬化評価の一法として，脈波伝播速度（pulse wave velocity：PWV）がある．この方法は近年，技術の進歩が著しく，注目を集めている．この方法は，他の方法と異なり形態学的情報はあたえず，純粋に血管の硬化度を見る指標である．実際の臨床的検討では，粥状病変のない血管でも硬化性変化はみられることから，硬化性病変は粥状病変に先行して起こると考えられる．PWV は粥腫の有無にかかわらず，血管の硬化度を定量化する．したがって，血管の形態変化から動脈硬化を評価する他の方法では同定できない，早期の動脈硬化の評価が可能であり，動脈硬化の早期診断，早期治療を行う上で，有用な方法と考えられる．

PWV の原理と測定法について述べる．心臓は拍動性に血液を全身の血管床にむけて拍出する．そのエネルギーの 3 分の 2 は，拍出される血液の運動エネルギーに，3 分の 1 は大血管の振動エネルギーに変換される．血管の振動は大血管から末梢に伝播するが，このとき，伝播する脈波の速度が脈波伝播速度であり，Moens-Korteweg の式であたえられる．

すなわち，

$$\text{PWV} = \sqrt{\frac{\text{血管の硬さ} \times \text{血管壁の厚さ}}{\text{血液粘稠度} \times \text{血管径}}}$$

である．

この式を導く過程の詳細は他誌にゆずる[1]が，この式より，血管を伝導する脈波の速度は，血管が硬い，壁が厚い，血管が収縮して血管径が小さくなった状態で速くなることが示される．一方，血管がやわらかい，壁が薄い，血管が拡張した状態では遅くなる．

動脈硬化は粥状病変と硬化性病変をあわせ持つことはすでに述べた．粥状病変では壁が肥厚し，硬化性病変では血管が硬くなる．したがって，動脈硬化の進展に伴いPWVは亢進する．

荒井ら[2]は，剖検で得られた大動脈組織と生前の大動脈PWVの関連を検討し，PWVを亢進させる要因として，中膜エラスチンやグリコサミノグリカンの減少，中膜カルシウムやコラーゲンの増加，粥腫や石灰化の存在であると述べており，Moens-Kortewegの式をよく説明する．

動脈硬化は腹部大動脈などの大血管からはじまる．この原因は明らかでないが，持続的なメカニカルストレスあるいは，栄養血管の欠如などが想定されている．しかしながら，大動脈と冠動脈の動脈硬化病変は極めてよく相関することが病理学的には証明されている[3]．したがって，大血管の硬化度を反映するPWVは早期の動脈硬化指標として，また重要臓器の動脈硬化を推測する指標として有用である．

PWVを亢進させる要因として，多くの報告で一致するのが年齢と血圧である[4, 5]．加齢に伴い，コラーゲンの増加とエラスチンの減少と構造変化がおこる．血圧上昇は血管を伸展させ壁硬化を亢進させるが，高血圧における血管の硬化にはカテコールアミンやアンギオテンシンⅡによる平滑筋に対する作用（増殖や緊張度の増加）も関連すると考えられる．さらに動物実験では，血管壁レニン―アンギオテンシン系がコラーゲン代謝を介して，基質的動脈硬化に影響する可能性も指摘されている[6]．生体のPWVは基質的変化に加え，神経内分泌学的修飾を受けるものと推測される．

実際の計測は，拍動が容易に触知される2カ所の動脈で脈波をモニターし，同時に記録紙に記録することで行われる．心臓に近い部位では，遠い部位より，脈波の到達が速いので，時間差（ΔT）が生ずる（図5–4）．測定した2点の距離（Distance）を求め，それを，時間差（ΔT）で割ることでPWVが求められる．

すなわち，

PWV ＝ Distance／ΔT

である．

PWVの計測には，頚動脈と大腿動脈が用いられることが多い．これは，①良好な拍動が得られる，②十分な脈波伝播距離が得られる，③大血管の特性を主に反映する，ことによる．他に，頚動脈―橈骨動脈，大腿動脈―後脛骨動脈，上腕動脈―橈骨動脈などでの評価も報告されている[7, 8]．しかしこれらの

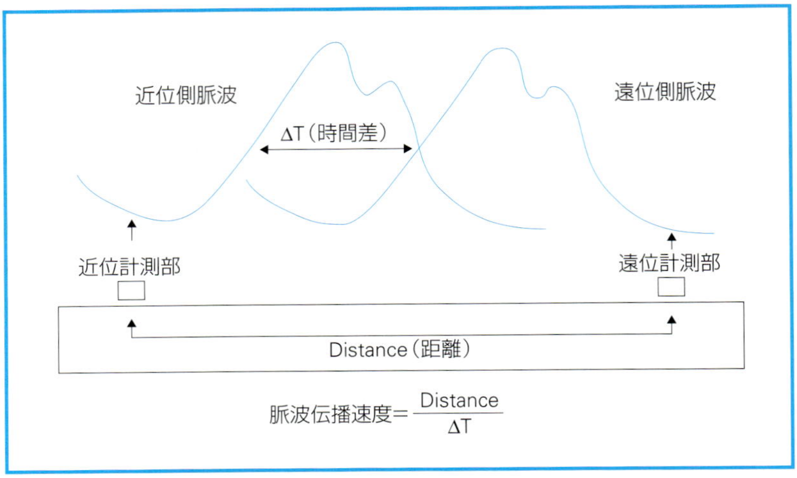

図 5–4　脳波伝播速度の測定法

場合，大血管から分枝する筋性血管の特性を評価することになる．年齢の血管伸展性におよぼす影響は大動脈と上腕動脈で異なることが報告されており[9]，いずれの血管で評価した PWV なのかをよく吟味する必要がある．

3．PWV 亢進の心，血管系に及ぼす影響

大血管の硬化は直接的な臓器障害の原因となる．やわらかい大血管では心臓の収縮により送られてきた血液に対し伸展することで，圧の上昇を緩衝できる．硬い血管ではこの緩衝がなくなり，収縮期血圧が急上昇する．よって心仕事量は増え，心肥大を促進する．動脈硬化のないやわらかい血管では，収縮相に血液の 3 分の 1 が貯えられ，拡張相におくれて流れる．この拡張相の血流が拡張期血圧を形成する．硬い血管では，収縮相に大血管に貯えられる血液が減少するため拡張相に送られる血液が減少し，拡張期血圧が低下する．冠動脈の血流は拡張期血圧に依存するため，拡張期血圧が過度に低下すると，心筋は容易に虚血になる．すなわち，大血管の硬化は，心臓に肥大と虚血をもたらす．さらに収縮期血圧の増加は，末梢動脈のメカニカルストレスとなり中膜の肥厚や内皮障害から粥腫の形成を促し，動脈硬化を促進すると考えられる．最近，松岡ら[10]は，一般健常者集団で，PWV が尿微量アルブミン排泄量の独立した危険因子となることを報告した．このことは大血管の硬化が血管内皮障害など早期の血管障害に関わることを示すものであり，興味深い．

4. 循環器疾患とPWV発案

PWVの原理の発案は古く，1922年のBramwellとHillによる報告が最初である．しかし，その計測は必ずしも簡便ではなかったので，PWVと病態や予後との関連はしばらく不明のままであった．PWVと循環器疾患発症との関連は，多数例の解析が比較的容易となり，かつこれらの患者の縦断的観察データが出始めた最近のことである．

Blacherら[11]は，710名の本態性高血圧症患者で，臨床的に明らかな動脈硬化性疾患を有する患者ではそうでない患者に比べ, PWVは亢進しており（14.9±4.0 vs 12.4±2.6 m/sec，$p<0.0001$），多重ロジスティック回帰分析では，動脈硬化性疾患の存在を規定する因子は，血清クレアチニン，喫煙，年齢，糖尿病，拡張期血圧とPWVであると報告した．PWV 10.5 m/sec未満群に対するPWV>15 m/sec群のadjusted odds ratioは1.57であった．Laurentら[12]は，平均50歳の高血圧患者を112カ月追跡し，PWVは心血管疾患の既往，年齢，糖尿病とは独立して，心血管死亡と関連することを示した．

高齢者は心血管疾患発症率の高いハイリスク集団である．Meaumeら[13]は124名の高齢者（平均年齢87歳）の横断研究で，PWVが心血管疾患の既往と密接に関連することを示した．PWV 15 m/sec以上の患者では10.5 m/sec未満の患者に比べ，オッズ比は17.44であった．さらにこれらの集団を30カ月追跡調査したところ，27例が心血管死亡した．ロジスティック解析ではPWVが心血管死亡の主要な危険因子でそのオッズ比は1.19（95％信頼区間：1.03—1.37）であった[14]．さらに，PWVが17.7 m/secを超える群ではこれ未満の集団に比べ，心血管死亡が4.6倍高いことが示された．

一般住民においても，PWVと動脈硬化性病変の関連について，興味深い報告がある．60—101歳のロッテルダム住民3,000例以上について，頚動脈—大腿動脈PWV，頚動脈伸展性と頚動脈の内膜中膜厚，頚動脈プラーク，大動脈プラークの関連が検討された．PWV，頚動脈伸展性のいずれもが，頚動脈の内膜中膜厚，頚動脈プラーク，大動脈プラークと関連した．さらに末梢血管疾患の存在については，頚動脈伸展性よりPWVがより密接な関連を示した[15]．以上のデータは，循環器疾患発症のハイリスク群において，PWVが独立した予後予測能をもつことを示しており，治療学的エンドポイントとしての有用性を支持する．

5．計測技術の進歩

以上のように大血管の硬化状態を示すPWVは全身の動脈硬化と相関し，心血管疾患発症の独立した危険因子となる極めて有意義な生理指標であるが，日常診療で簡便に計測しうる指標ではなかった．したがって，研究レベルでは重要な指標と認識されながらも，一般臨床には浸透していなかった．循環器疾患の予防を担うのは，プライマリ・ケア医である．よって，動脈硬化の早期診断，早期治療を徹底するにはプライマリ・ケア医が使用できる，簡便なPWV計測装置が必要である．このような，装置が最近開発された．この装置は，頚動脈，大腿動脈のかわりに上腕動脈と脛骨動脈を用いてPWVを計測する．カフを両側上腕と足首にまき，同時に心電図と心音図も記録する．プレチスモグラフセンサーに連結されたカフが全自動で脈波を記録するので従来のように，マニュアル操作で動脈脈波を同定する作業がない．さらに，日本人の多数の集団から統計的に算出された，距離データがコンピュータに内蔵されているので，身長データを入力すると，ほぼ全自動でPWVが算出される．本装置は，右の上腕動脈脈波を基準として，左右両方の足首への脈波伝播速度を計算する．

我々は本装置の信頼性，妥当性，臨床的有用性の検討を行い報告した[16, 17]．健常者ならびに未治療の高血圧患者89名で右上腕—右足首脈波から求められたPWVと従来の左頚動脈—左大腿動脈脈波計測から求めたPWVを比較したところ，両者の相関は r=0.755（p<0.00001）で良好であった．上腕—足首PWVのintraobserver，interobserver correlation coefficientはそれぞれ，r=0.988，r=0.992であり，高い再現性を有し，検査者の違いによるばらつきも小さいことが示された．なお，上腕—足首PWVは頚動脈—大腿動脈PWVに比べ，約46％大きい値を示す．これは，頚動脈—大腿動脈が大動脈から腸骨動脈レベルの太い伝導血管のPWVを反映するのに対し，上腕—足首ではさらに大腿動脈から足首にいたるより細い血管のPWVを反映することによる．PWVは伝導する管腔の半径に逆比例することから上腕—足首PWVでは頚動脈—大腿動脈PWVに比べ高い値を示すものと考えられる．したがって，この指標が従来の頚動脈—大腿動脈PWVと同様に有用な臨床指標となりうるか否かが問題となる．そこで，我々は，上腕—足首PWVの臨床的有用性を検討した．健常者79名と高血圧症患者274名（WHO Ⅰ期146名，WHO Ⅱ期74名，WHO Ⅲ期56名）で右上腕—右足首PWVと各種循環器疾患危険因子の検討を行った結果（表5–2），高血圧性臓器障害の進行に伴い，PWV値は有意に増加した．さらに，高血圧性臓器障害のステージを目的変数として重回帰分析を行うと，年齢，糖尿病の存在に加え，PWV値が有意な説明変数となっ

表 5–2　WHO 高血圧病期分類と各項目の関連（Munakata M, et al : European Society of Hypertension. Milano, 2001.）

変　数	正常血圧者（n=79）	WHO I（n=146）	WHO II（n=74）	WHO III（n=54）	P
年齢（歳）	43±17	56±12***	58±12***	71±9$^{\#\#\#}$	＜0.000001
生別（男性，%）	67	70	46$^{**}_{+++}$	65	0.002
収縮期血圧（mmHg）	115±13	136±16***	143±18***	145±19$^{***}_{++}$	＜0.000001
拡張期血圧（mmHg）	78±8	84±10***	88±18^{++}	81±11$^{***}_{\#\#\#}$	＜0.000001
脈波伝播速度（m/sec）	12.5±2.4	15.3±2.5***	16.3±2.4^{++}	18.8±3.9$^{\#\#\#}$	＜0.000001

***p＜0.001 vs.control　$^{++}$p＜0.001，　$^{+++}$p＜0.001 vs.WHO I　$^{\#\#\#}$p＜0.001 vs.WHO II

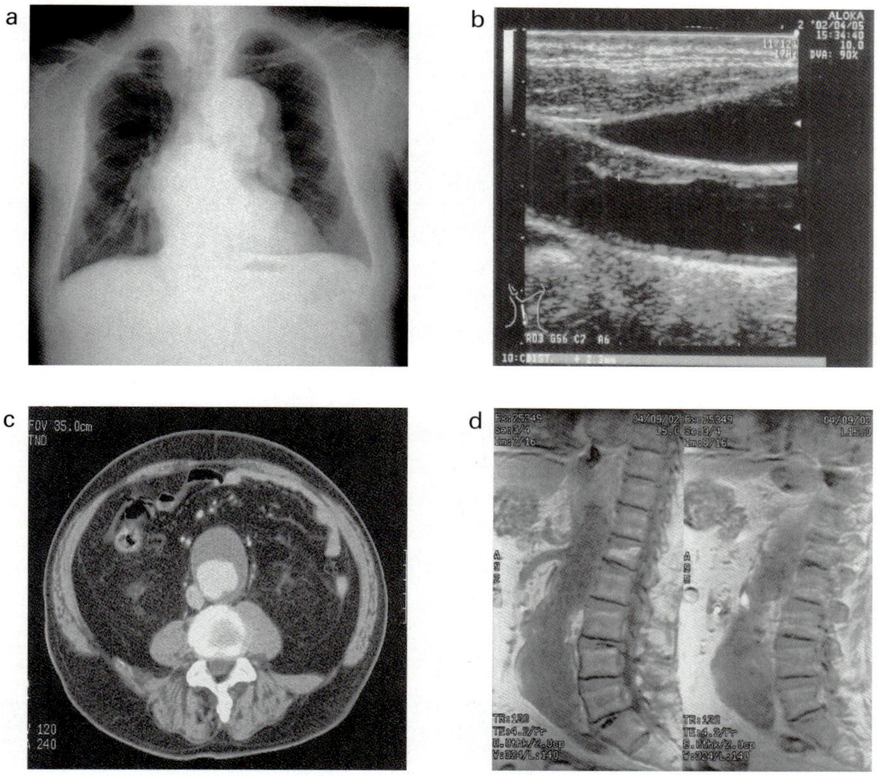

図 5–5　a）胸部 X–P，b）頸動脈エコー，c）腹部 CT，d）腹部 MRI

た．このことは，PWV が高血圧性臓器障害の進行の程度を独立に規定する要因となることを示しており，PWV が高血圧患者の動脈硬化の程度を反映するとの仮説を支持するものである．戸田ら[18]は，同様の装置を用いて，冠動脈

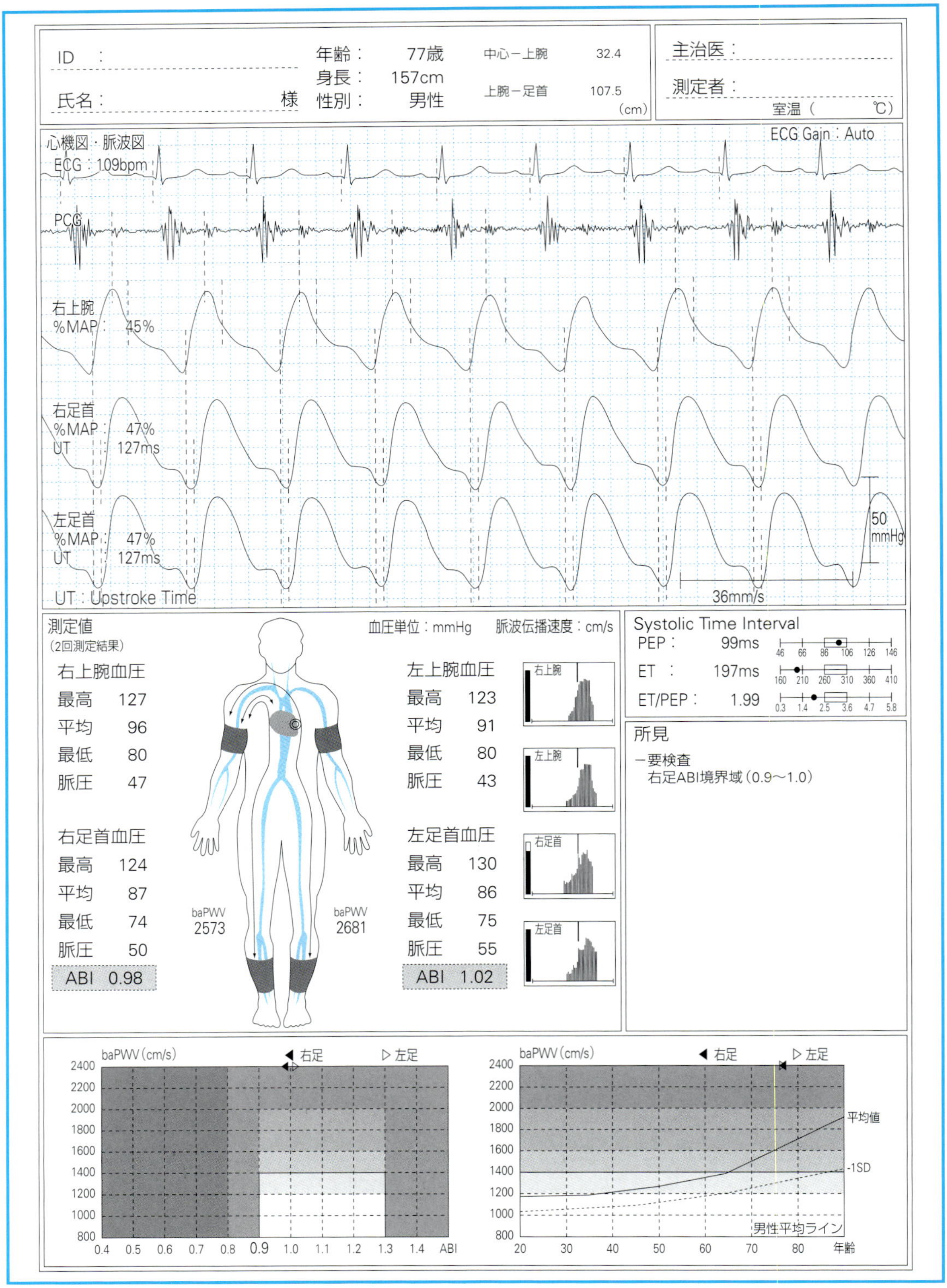

図 5–6　PWV の解析結果

造影所見との関連を120名の男性で検討し，冠動脈の有為狭窄を規定する要因はPWVと年齢であり，PWVが1,975 cm/secを超える群のオッズ比は1,025—1,442 cm/sec群に比べ，3.5であったと報告している．

本装置の有用性を示す具体例を提示する．症例は77歳の男性である．37歳より高血圧を指摘．平成8年（71歳）に脳硬塞を発症し当院に入院し，以後，外来加療をしていた．降圧薬は5剤（アダラートL (20) 3T，デタントールR3T，タナトリル1T，ケルロング1T，ダイアート1T）服用にて，130—150/80—90 mmHg程度であった．平成14年の検診で，大動脈弓から下降大動脈の拡大傾向がみられた（図5–5 a）．頚動脈エコーではIMTの肥厚に加えプラークの形成がみられる（図5–5 b）．さらに腹部CT，MRIでは大動脈に血栓形成性の動脈瘤が見られた（図5–5 c, d）．この患者のPWVの解析結果を図5–6に示す．右上腕血圧は127/80 mmHgで良好であることがわかる．ところが，PWV値は約2,600 cm/secであり，極めて高い値であることがわかる．このように，治療中の高血圧患者では血圧からは全くみえない動脈硬化の進行度を上腕—足首PWV（図中baPWV）はよく同定する．

6．リスク治療から血管治療へ

血管障害の指標を，血圧や心電図なみに容易に計測できるようになると，予防循環器学の治療指針には大きなパラダイムシフトが予想される．従来，我々は，血圧，血糖，脂質など，動脈硬化の危険因子をエンドポイントとして，予防医学を行ってきた．大集団の予後調査あるいは介入試験の結果から，危険域を算出し，それを個々の症例の治療基準に用いてきた．しかし，大集団の平均的基準を個々の患者にあてはめようとする場合，少なからず問題が生ずる．特に，境界領域の患者では，治療の有効性が低下する．すなわち，治療不要な患者が治療されるあるいは要治療患者が治療されないなどの問題がおこる．さらに，リスクを指標とする治療では治療そのものが適正かどうかの判断が困難である．

高血圧治療では臓器障害を定期的に評価してこれを判断するが，この方法は極めて大雑把な方法であり，血管の微妙な変化を捕らえるものではない．例えば，図5–5に示した症例は血圧管理そのものはガイドラインに準じ良好であったが，結果的には動脈硬化が進行した．これは，血圧管理があまかったためかあるいは他の隠れた因子のためかは定かでない．エンドポイントを動脈硬化そのものを反映する指標に定めることで，血管障害の微妙な変化が同定できるようになり，リスク管理による治療に内在する不確実性が改善されうるものと考える．

おわりに

高齢化の進行に伴い，循環器疾患の予防はさらに重要性を増す．我々は動脈硬化を簡便かつ定量的に評価しうる手法を得た．今後，この指標をエンドポイントとした治療が，従来のリスク管理による治療に真にまさることを証明する必要がある．これは，死亡率や心血管疾患の発症を指標とするのでなく，より早期の臓器障害を指標として検討する必要がある．そして，いかなる治療がより効果的にPWVを改善するのかを明らかにしていく．動脈硬化の早期診断，早期治療が可能となる日は近いと確信する．

［宗像　正徳］

文　献

1) 入内島十郎：脈波速度(小澤利男ら編)．p12–16，メジカルビュー社，2002．
2) 荒井親雄ら：生前大動脈脈波速度値と死後組織対比—アテローム，石灰化，内中膜コラーゲンとの関連について．動脈硬化，12：1419–1426，1985．
3) Kagan AR, et al : Atherosclerosis of the aorta and coronary arteries in five towns. Bull WHO, 53 : 485–645, 1976.
4) Avolio AP, et al : Effect of aging on changing arterial compliance and left ventricular load in a northern Chinese urban community. Circulation, 68 : 50–58, 1983.
5) Asmar R, et al : Assessment of arterial distensibility by automatic pulse wave velocity measurement. Hypertension, 26 : 485–490, 1995.
6) Richard V, et al : Fixed-dose combination of perindopril with indapamide in spontaneously hypertensive rats : hemodynamic, biological and structural effects. J Hypertens, 14 : 1447–1454, 1996.
7) London GM, et al : Salt and water retention and calcium blockade in uremia. Circulation, 82 : 105–113, 1990.
8) Hayward CS, et al : Effect of hormone replacement therapy on non-invasive cardiovascular haemodynamics. J Hypertens, 15 : 987–993, 1997.
9) van der Heijden-Spek JJ, et al : Effect of age on brachial artery wall properties differ from the aorta and is gender dependent. Hypertension, 35 : 637–642, 2000.
10) 松岡秀洋ら：PWVは全身的血管障害因子となりうるか？．第24回日本高血圧学会抄録集，p51，2001．
11) Blacher J, et al : Aortic pulse wave velocity as a marker of cardiovascular risk in hypertensive patients. Hypertension, 33 : 1111–1117, 1999.
12) Laurent S, et al : Aortic stiffness is an independent predictor of all-cause and cardiovascular mortality in hypertensive patients. Hypertension, 37 : 1236–1241, 2001.
13) Meaume S, et al : Aortic pulse wave velocity as a marker of cardiovascular disease in subjects over 70 years old. J Hypertens, 19 : 871–877, 2001.
14) Meaume S, et al : Aortic pulse wave velocity predicts cardiovascular mortality in subjects>70 years of age. Arterioscler Thromb Vasc Biol, 21 : 2046–2050, 2001.

15) van Popele NM, et al : Association between arterial stiffness and atherosclerosis : the Rotterdam Study. Stroke, 32 : 454–460, 2001.
16) Munakata M, et al : Clinical usefulness of novel measurement device for pulse wave velocity in human. J Hypertens, 19 (Suppl 2) : s23, 2001.
17) 宗像正徳ら：新しい脈波伝播速度評価装置の信頼性，妥当性ならびに臨床応用—高血圧患者における血管硬化指標からみたリスク層別化と降圧治療の影響—．第24回日本高血圧学会抄録集，p122，2001．
18) 戸田源二ら：脈波速度(小澤利男ら編)．p64–70，メジカルビュー社，2002．

6 整形外科における慢性動脈閉塞症の診断

高齢化社会を迎えて，間欠跛行を主訴に受診する患者は増加しているが，間欠跛行は神経性と血管性という全く異なった病態により惹起されることが知られている．神経性間欠跛行のほとんどは腰部脊柱管狭窄（lumbar spinal canal stenosis：LSCS）によって生じ，血管性間欠跛行は閉塞性動脈硬化症（arteriosclerosis obliterans：ASO）や閉塞性血栓血管炎（Buerger's disease，thromboangitis obliterans：TAO）などの慢性動脈閉塞症（peripheral arterial occlusive disease：PAOD）を原因とする．両者を鑑別することは容易ではないが，臨床上極めて重要である．なぜなら，誤った診断の下で漫然とした治療を続けた場合，下肢壊死や下肢麻痺・膀胱直腸障害という不可逆性の障害を引き起こす可能性があるからである．さらに近年，脳・心循環器領域において，血管性間欠跛行をプライマリ・ケアに利用する動きがみられるようになった．脳や冠動脈疾患に比べ，比較的診断が容易な下肢動脈病変を早期に診断し，全身血管の状態を把握することで，患者の生命予後を改善しようとする試みである[1–5]．しかし，間欠跛行患者の多くが最初に受診する整形外科において，このような取り組みを行っている施設はほとんどないばかりか，下肢動脈閉塞症患者の割合を調べた報告も見当たらない．一方，鑑別方法に関して様々な報告がみられるが[6–8]，下肢動脈閉塞性病変を検出するために，いかなる検査をどのような手順で行うかという問題点を整形外科の立場から検討した報告は極めて少ない[9]．そこで今回，間欠跛行を主訴として当科を受診した患者におけるLSCSとPAODの割合を調査し，さらに下肢動脈閉塞性病変を検出するための有用な身体症状およびスクリーニング検査を検討した．

1．対象および方法

平成11年11月から13年12月の2年2カ月間に間欠跛行を主訴として当科を受診した117例を検討した．男性71例，女性46例，平均年齢68.6歳（45—

88歳）であった．LSCSに特徴的な身体症状として，立位負荷試験（立位のみで下肢痛が誘発される），姿勢因子（前屈位にて下肢痛が軽快する），sensory march（歩くにつれて疼痛の範囲が拡大する）の3項目を，またPAODの症状として，足背動脈拍動欠損と腓腹筋に限局する疼痛の2項目を調査した．スクリーニング検査としてサーモグラフィー（サーモトレーサー，NEC社製）を用いた体表面温度分布測定を87例に行い，左右差のある場合を異常とした．また，血圧脈波検査装置（フォルムPWV/ABI，日本コーリン社製）を用いたABPI（ankle brachial pressure index）測定を94例に施行した．ABPIとは，上腕血圧と足関節上部血圧の比で，正常値は0.9—0.3である．ABPIが0.9未満の場合，95%の感度で下肢閉塞性動脈病変が存在するといわれており[10)]，今回も0.9未満を異常とした．全例に腰椎画像診断（MRIまたは脊髄腔造影）と下肢MR Angiography（MRA）の両検査を施行し，これらにより，LSCS群，PAOD群，両者が混在した合併群，その他（脊髄症など）の4群に分類した．一方の病巣が他方に比べ明らかに軽度の場合，合併群ではなく優位な所見をもつ群に分類した．LSCS群とPAOD群を用いて，それぞれの身体症状およびスクリーニング検査における感度と特異度を算出した．さらに，LSCS群，PAOD群，合併群の3群において，ABPI値を比較し，Sheffe's法を用いて有意差検定を行った．

2．結　　果

1　間欠跛行患者の疾患割合

間欠跛行患者117例の疾患割合は，LSCS群85例（72.7%），PAOD群13例（11.1%），合併群17例（14.5%），頸部脊髄症2例（1.7%）であった（図6–1）．LSCS群の内訳は，馬尾性14例，神経根性58例，混合型13例であり，PAOD群では，ASO 11例，TAO（Buerger病）2例であった．合併群の神経性病変は馬尾性4例，神経根性13例で，血管性病変は全例ASOであった．

2　鑑別診断に有用な身体症状

それぞれの身体症状における感度・特異度は，立位負荷試験69.4%・84.6%，姿勢因子71.8%・92.3%，sensory march 28.2%・84.6%，足背動脈拍動の減弱・消失92.3%・91.8%，腓腹筋に限局した疼痛76.9%・96.5%であった（表6–1）．立位負荷試験，姿勢因子，足背動脈拍動欠損，腓腹筋に限局した疼痛の4項目が有用であったが，sensory marchによるLSCSの検出率は低かった．

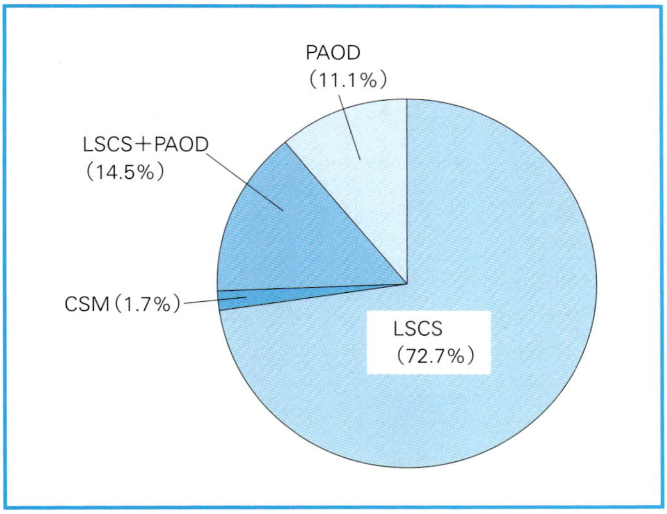

図 6–1　間欠跛行患者の疾患割合
下肢動脈閉塞症が関与した症例が 25.6％(PAOD 群 11.1％，合併群 14.5％)に及んだ．
LSCS：lumbar spinal canal stenosis，PAOD：peripheral arterial occlusive disease，CSM：cervical spondylotic myelopathy

表 6–1　身体症状の感度・特異度

	感度(%)	特異度(%)
立位負荷試験	69.4	84.6
姿勢因子	71.8	92.3
sensory march	28.2	84.6
足背動脈拍動欠損	92.3	91.8
腓腹筋痛	76.9	96.5

LSCSの固有症状として立位負荷試験と姿勢因子，PAODの固有症状として足背動脈拍動欠損と腓腹筋に限局した疼痛が鑑別診断に有用であった．

3　鑑別診断に有用なスクリーニング検査

サーモグラフィーおよび ABPI 検査の感度・特異度は，サーモグラフィー 41.7％・90％，ABPI 92.3％・98.5％で（表 6–2），ABPI は極めて有用であったが，サーモグラフィーによる PAOD の検出率は低値にとどまった．ABPI の各群における平均値は，LSCS 群 1.10±0.10（n=66），合併群 0.90±0.17（n=15），PAOD 群 0.63±0.19（n=13）で 3 群間それぞれに有意差（$p<0.01$）を認めた（図 6–2）．

表 6–2　スクリーニング検査の感度・特異度

	感度(%)	特異度(%)
サーモグラフィー	41.7	90
ABPI(<0.9)	92.3	98.5

ABPIは，感度92.3%，特異度98.4%という正確性で，鋭敏に下肢閉塞病変を検出した．

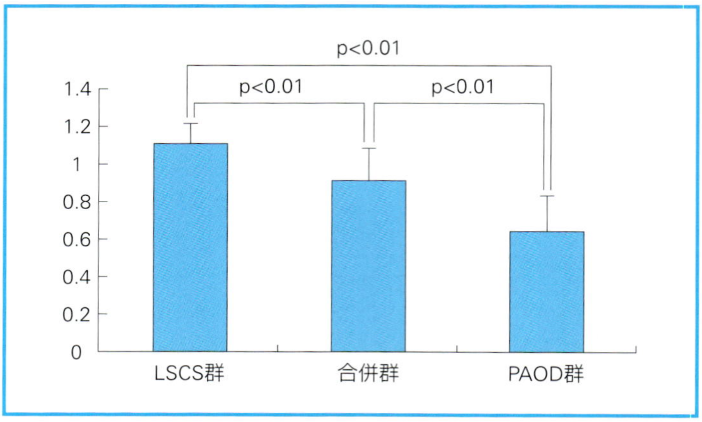

図 6–2　ABPI の各群における平均値
LSCS 群 1.10±0.10 (n=66)，合併群 0.90±0.17 (n=15)，PAOD 群 0.63±0.19 (n=13) で 3 群間それぞれに有意差($p<0.01$)を認めた．

3. 症例提示

1　症例 1)　82 歳，女性，LSCS (神経根性) 型

1 年前より左大腿後面から下腿外側に疼痛を伴う約 50 m の間欠跛行があり，保存的治療にもかかわらず徐々に悪化した．立位負荷試験 (+)，姿勢因子 (+)，sensory march (−)，足背動脈拍動：両側触知，ABPI：右 1.07・左 1.07 であった．腰椎 MRI では，L2/3，3/4，4/5，L5/S1 に狭窄所見を認めるも，下肢 MRA において，動脈狭窄は見られなかった．サーモグラフィーでは左右差が見られ偽陽性例であった (図 6–3)．神経症状より左第 5 腰髄神経根症と診断し，神経根ブロックを行ったところ，間欠跛行は 300 m に改善した．

2　症例 2)　61 歳，男性，PAOD (ASO) 型

2 年前より左腓腹筋部に疼痛を伴う約 30 m の間欠跛行があり，整形外科受診．腰部脊柱管狭窄症と診断され，ブロック注射などの保存的治療が功を奏さず手術を勧められていた．セカンド・オピニオンを求め当科受診．立位負荷試験 (−)，姿勢因子 (−)，sensory march (−)，足背動脈拍動：右触知・左触

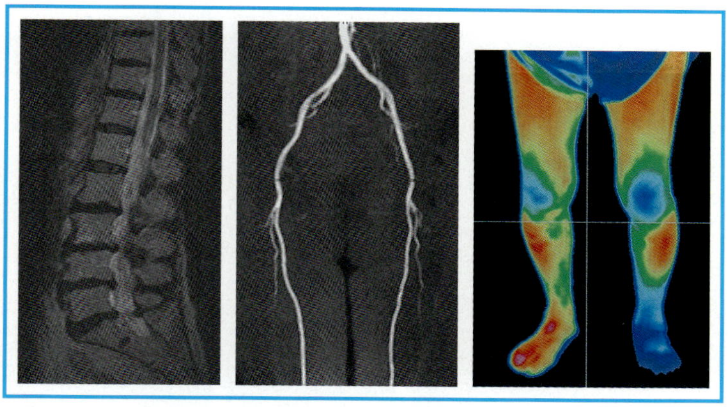

図 6–3　症例 1) 82 歳，女性，LSCS(神経根性)型
L2/3，3/4，4/5，L5/S1 に狭窄所見を認め，下肢動脈狭窄はなかった．(ABPI：R1.07・L1.07)

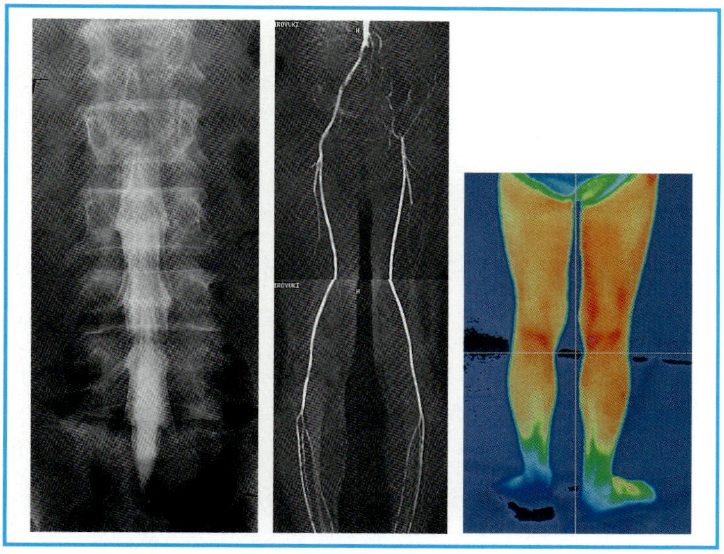

図 6–4　症例 2) 61 歳，男性，PAOD(ASO)型
L3/4，4/5 に軽度の狭窄を認めるも神経根の描出は良好．左総腸骨動脈から大腿動脈にかけて完全閉塞像とそれに伴う側副血管の増生を認めた．サーモグラフィーでの左右差あり．(ABPI：R0.99・L0.53)

知せず，サーモグラフィーでは左足関節より末梢部に低温領域あり，ABPI：右 0.99・左 0.53 であった．脊髄腔造影では L3/4，4/5 に軽度の狭窄を認めるも神経根の描出は良好で，間欠跛行を説明できる所見ではなかった．下肢 MRA において，左総腸骨動脈から大腿動脈にかけて完全閉塞像とそれに伴う側副血管の増生を認めた（図 6–4）．ASO と診断し血管外科へ紹介，バイパス手術を行う予定であったが，術前検査にて冠動脈 3 枝狭窄と右内頸動脈閉塞を認めた．まず下肢動脈バイパス手術を行い間欠跛行は軽快した．狭心症と脳梗

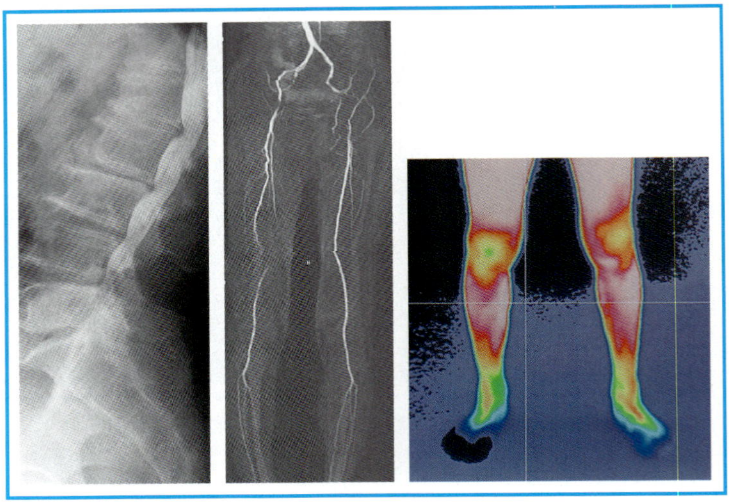

図 6–5　症例 4）71 歳，男性，合併型（LSCS＋ASO）
脊髄腔造影にて L4/5 に不完全ブロック像を認めた．右外腸骨動脈から大腿動脈にかけて狭窄，浅大腿動脈は閉塞し膝窩動脈は深大腿動脈により再建され，左外腸骨動脈は閉塞し下殿動脈などにより再建されていた．サーモグラィーでの左右差あり．（ABPI：R0.45・L0.62）

塞に対しては，保存的に加療している．

3　症例 3）71 歳，男性，合併型（LSCS＋ASO）

右下腿外側部および後部に疼痛を伴う約 200 m の間欠跛行のため当科へ紹介受診．立位負荷試験（－），姿勢因子（＋），sensory march（－），足背動脈拍動：両側減弱，サーモグラフィーでは右足関節より末梢部に低下領域あり，ABPI：右 0.45・左 0.62 であった．脊髄腔造影にて L4/5 に不完全ブロック像を認めた．また下肢 MRA において，右外腸骨動脈から大腿動脈にかけて狭窄，浅大腿動脈は閉塞し深大腿動脈から側副血管を通じて遠位部が描出されており，左外腸骨動脈は閉塞し上・下殿動脈と下腹壁動脈により遠位部が描出されていた（図 6–5）．LSCS（神経根性）と ASO との合併型と診断し，1 年 3 カ月間 LipoPGE$_1$ 静注療法を続けるも効果がなかったため，腰椎除圧術を施行したところ，800 m 程度の歩行にて軽度の腓腹筋部痛を認める以外，症状は軽快した．

4. 考　察

1 鑑別診断の重要性

「間欠跛行」とは，動脈閉塞のために下肢筋肉（主に腓腹筋）が歩行によって虚血に陥り疼痛を生じる結果，いったん歩行不能になるが，静止すると短時間で緩解する状態を表した言葉である．しかし，Verbiest[11]が馬尾神経圧迫によっても間欠跛行をきたすと報告して以来，整形外科領域では神経性間欠跛行をさすことがほとんどである．両者の鑑別が困難な理由として，①特徴的な症状や好発年齢が同じであること，②それぞれに無症状例があること，③両者の合併例があること，④両者を取り扱う診療科が異なるため，自らが治療を担当しない疾患に対して必ずしも正確な診断が行われていない，などが挙げられる[8]．しかし，両疾患とも進行性疾患であるため，見落とした場合は，下肢麻痺や膀胱直腸障害，下肢壊死など不可逆性の症状に陥る可能性がある．一方，Kempczinski ら[5]は，ASO の相対的 5 年死亡率は 28％で，ホジキン病の 18％や乳癌の 15％よりも高いと報告し，Weitz ら[2]は，ASO 患者の約 60％に冠・脳動脈障害を合併しており，血管性間欠跛行患者の死亡率は対照被検者に比べ平均 2.5 倍高い，というデータを米国心臓学会の声明として発表した．それ以降，脳や冠動脈疾患に比べ比較的診断が容易な下肢動脈病変を早期に診断し，全身血管の状態を把握することで，患者の生命予後を改善しようと試みられるようになった．この予防医学的なアプローチは，間欠跛行患者の窓口である整形外科医にとっても極めて重要で，ASO 患者を正確に検出することがこれまで以上に社会的に求められていると考えられる．

2 間欠跛行患者の疾患割合

今回の調査結果では，当院整形外科を受診した間欠跛行患者のうち，下肢動脈閉塞症が関与した症例が 25.6％（PAOD 群 11.1％，合併群 14.5％）に及び，予想以上に高率であった．下肢の痛みや歩行障害という運動器系の症状であるため間欠跛行患者の多くが，まず整形外科を受診したものと考えられた．神経性と血管性の割合を検討したものは，渉猟しえた限りでは，Tait ら[12]の研究のみである．血管外来を受診した間欠跛行患者 456 例中，PAOD 型 415 例（91％），LSCS によるものが 13 例（2.9％），PAOD と LSCS の合併型が 12 例（2.6％）という結果であった．紹介患者率が高い施設や血管外科のある病院では，整形外科における PAOD の割合は低下すると推測される．当院は総合病院として血管外科を標榜しているものの，整形外科の紹介率は 5％にも満たないため，間欠跛行の約 4 分の 1 に血管性因子が関与しているという結果は，わが国の整形外科における標準的な傾向ではないかと思われた．

3 鑑別診断に有用な疾患固有の身体症状

本研究の結果，LSCS の固有症状として立位負荷試験と姿勢因子の 2 症状，PAOD の固有症状として足背動脈拍動欠損と腓腹筋に限局した疼痛の 2 症状を統計学的に証明でき，鑑別診断に有用な所見であるという結論を得た．足背動脈拍動は有用であったが，LSCS 群の 8.2％に足背動脈拍動が触知できなかった．Leng ら[13] は，小児 1,000 例のうち 12％，Schroll ら[14] は正常な成人集団に対して検討し約 10％に足背動脈の拍動欠損がみられたと報告している．一方，正常人における後脛骨動脈の拍動欠損は 0—0.2％と非常に少なく[13, 14]，触知しない場合は，下肢動脈閉塞性病変が存在する可能性が非常に高いことから，今回は調査していないが鑑別に重要な所見として注意したい．LSCS 群において，知覚異常の部位は病態や障害高位により様々で，「腓腹筋に限局した疼痛」を有した症例はわずか 3.5％であったのに対し，PAOD 群では 76.9％と高率に認められた．「痙攣を伴う腓腹筋痛」を最も重要な鑑別診断に挙げる報告もあり[15]，問診上不可欠の所見であると考えられた．

4 鑑別診断に有用なスクリーニング検査

簡便・安価で非侵襲性検査である ABPI は，感度 92.3％と鋭敏に血管性病変を検出し，特異度 98.4％で偽陽性は 1 例のみという驚くべき結果であった．欧米血管関連 14 学会のガイドラインである TASC（Trans Atlantic Inter-Society Consensus）にも，ABPI は最大 95％の感度で PAOD 病変を検出し，特異度はほぼ 100％である最も有用な非侵襲的検査であると記載されている[10]．また，ABPI 検査は，単に動脈閉塞疾患を検出するだけでなく，ABPI 値と閉塞病変の重症度は相関関係にあることが証明されている[16]．本研究でも，軽症の動脈閉塞病変が多かった合併群での ABPI の平均値 0.90 で，重症例の多い PAOD 群の 0.63 と有意の差を認めた．Weitz ら[2] は，ABPI が問診に比較して約 3 倍の ASO 患者を発見し，ABPI が 0.9 未満の群では相対的死亡率が 3.8 倍であると述べ，TASC では，ABPI が生命予後に影響を与える独立した危険因子であると明記したうえで[17]，間欠跛行の新患全てに対し両側の ABPI を測定すべきである，ということを推奨事項の上位に掲げ，ABPI の重要性を強調している．

5 間欠跛行のプライマリ・ケアにおける整形外科医の役割

下肢痛・歩行障害という症状や，整形外科医に対するアクセスのよさを考慮すると，間欠跛行患者にとって整形外科医がプライマリ・ドクターである，とみなして大きな問題はないと考えられる．死亡原因の 30％を占める冠・脳動脈障害は主に動脈硬化に起因するということ，ASOの重症度が全身の動脈硬化性病変を知る重要な指標であること，動脈硬化症の早期発見や重症度評価が社会的要請であることを考慮すると，我々整形外科医は間欠跛行患者の中に血管性病変が潜んでいることを常に念頭におき，その検出に心がけるべきであると思う．血管性間欠跛行患者を発見した場合は，下肢血管病変の重症度を把握し，虚血性心疾患や脳血管障害も考慮しながら，必要に応じそれぞれの専門医へ振り分けるというゲートドクターの役割も担っているのではないかと考える．我々には，運動器疾患を治し患者のQOLを向上させることで社会に貢献しているという自負がある．今後，患者の生命予後を改善させるという仕事にも積極的に着手することで，一層の社会貢献が果たせるのではないかと思う．

結　語

総合病院として血管外科を標榜する当院でさえ整形外科を受診した間欠跛行患者の約4分の1に慢性動脈閉塞症の関与が認められた事実と，ASOの早期診断が社会的要請となってきた現状をふまえ，整形外科医は間欠跛行患者のプライマリ・ドクターとして慢性動脈閉塞症を積極的に診断すべきであると思われた．鑑別診断に有用な身体所見は，立位負荷試験，姿勢因子，足背動脈拍動欠損，腓腹筋に限局した疼痛であった．また，慢性動脈閉塞症の検出には，簡便・安価で非侵襲性検査であるABPIが極めて有用であった．

［鳥畠　康充］

文　献

1) Dormandy JA, et al : Management of peripheral arterial disease (PAD). TASC Working Group. Trans Atlantic Inter-Society Consensus (TASC). J Vasc Surg, 31 : S5–S29, 2000.
2) Weitz JI, et al : Guidelines for the diagnosis and treatment of chronic arterial insufficiency of the lower extremities : a critical review. Circulation, 94 : 3026–3049, 1996.
3) Hiatt WR : Medical treatment of peripheral arterial disease and claudication. N Engl J Med, 344 : 1608–1621, 2001.
4) Criqui MH, et al : Mortality over a period of 10 years in patients with peripheral arterial disease. N Engl J Med, 326 : 381–386, 1992.
5) Kempczinski RF, et al : Vascular Surgery. (Rutherford RB ed), p643–652, WA Saunders, 1989.
6) Dormandy JA, et al : Management of peripheral arterial disease (PAD). TASC Working Group. Trans Atlantic Inter-Society Consensus (TASC). J Vasc Surg, 31 : S57–S60, 2000.
7) 小林利男ら：腰部脊柱管狭窄(症)の診断と治療．Current therapy，11：2105–2109，1993．

8) 菊地臣一：腰部脊柱管狭窄と下肢閉塞性動脈硬化症—鑑別診断と保存療法．日整会誌，68：1011-1016，1994．
9) Johansson JE, et al : Combined vascular and neurogenic claudication. Spine, 7 : 150–158, 1982.
10) Dormandy JA, et al : Management of peripheral arterial disease (PAD). TASC Working Group. Trans Atlantic Inter-Society Consensus (TASC). J Vasc Surg, 31 : S7–S8, 2000.
11) Verbiest H : A radicular syndrome from developmental narrowing of the lumbar vertebral canal. Bone Joint Surg, 36B : 230–237, 1954.
12) Tait WF, et al : Atypical claudication. Br J Surg, 72 : 315–316. 1985.
13) Leng GC, et al : The Edinburgh claudication questionnaire : an improved version of the WHO/Rose Questionnaire for use in epidemiological surveys. J Clin Epidemiol, 45 : 1101–1109, 1992.
14) Schroll M, et al : Estimation of peripheral arteriosclerotic disease by ankle blood pressure measurements in a population study of 60-year-old men and women. J Chron Dis, 34 : 261–269, 1981.
15) Massey EW, et al : Intermittent claudication : Importance of etiologic differentiation as an aid in selecting therapy. J Am Geriatr Soc, 29 : 43–44, 1981.
16) Dormandy JA, et al : Management of peripheral arterial disease (PAD). TASC Working Group. Trans Atlantic Inter-Society Consensus (TASC). J Vasc Surg, 31 : S15–S20, 2000.
17) Dormandy JA, et al : Management of peripheral arterial disease (PAD). TASC Working Group. Trans Atlantic Inter-Society Consensus (TASC). J Vasc Surg, 31 : S19, 2000.

7 糖尿病における動脈硬化

日本人では２型糖尿病が圧倒的に多い．発症機序は遺伝的素因に基づくβ細胞からのインスリン分泌不全と，過食や運動不足，高脂血症，肥満，ストレスなど，環境因子によるインスリン抵抗性の両者が互いに影響しながら次第に耐糖能が低下して，通常は境界型（耐糖能異常）の時期を経て２型糖尿病が発症する．問題は糖尿病に合併する動脈硬化発症の時期と機序である．高脂肪食，内臓脂肪型肥満，運動不足，ストレスは抗インスリンホルモンの分泌を増加して，動脈硬化を促進する危険因子である．一般に境界型（耐糖能異常）は糖尿病の予備軍と考えられているが，健康人に比べて，この時期には既に糖摂取時の血糖値が高値を示すことが知られている．人体は高血糖状態防止のために防御反応として余分なインスリンを分泌するし，インスリン自体の作用も低下する（インスリン抵抗性）ために，全体的にみると膵臓からは過剰のインスリン分泌が起きていることになる．高インスリン血症の状態では，コレステロールや中性脂肪の代謝が低下して，高コレステロール血症や高中性脂肪血症（高脂血症），高血圧症が惹起される．動脈硬化の危険因子には高血糖，高血圧，高コレステロール血症，内臓肥満，喫煙などが挙げられているが，境界型ではこれら全てを同時に持っている例が多く，動脈硬化は糖尿病境界型（耐糖能異常）の時期から既に始まっていると考えるべきである（図 7–1）．また，動脈硬化の危険因子である高血圧は，糖尿病では非糖尿病に比べて高頻度に合併しており，最終的には糖尿病の 40—60％に高血圧の合併がみられるし，高血圧合併糖尿病では心血管系の疾患による死亡は正常血圧非糖尿病者に比べて 6—7 倍に達する．糖尿病の血圧コントロールの重要性が指摘される所以である．また，糖尿病では高脂血症の合併頻度も高く，動脈硬化の重大な危険因子である高脂血症対策が重要になる．高脂血症の治療は，高コレステロール血症や高中性脂肪の是正のみならず，その際に増加している LDL コレステロールやレムナント，small，dense LDL コレステロールなどの動脈硬化性リポ蛋白の是正を図ることが大切である[1, 2]．さらに，近年，高感度 CRP 検査による成績から[3]，動脈硬化の発症・進展に対する感染症の関わりがクローズアップされ

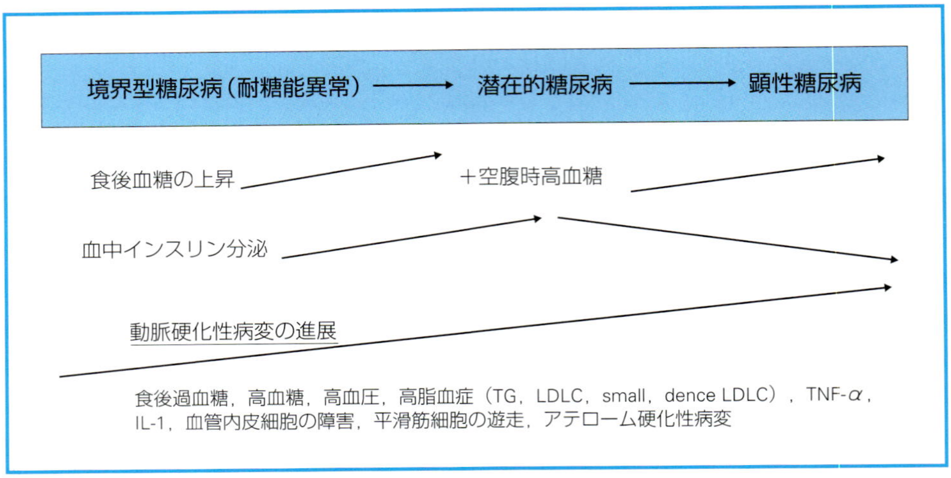

図 7–1　糖尿病では境界型の時期から動脈硬化性病変は始まる
食後の過血糖に対応する形でインスリンが分泌過剰になるが，インスリン抵抗性の出現でさらに過剰分泌が進行する．空腹時血糖も上昇し，血糖がさらに上昇すると β 細胞のインスリン分泌は対応不能となりインスリン分泌不全を起こす．高血圧，高脂血症も加わり，アテローム性動脈硬化，さらには Moenkeberg 型病変を生じる．

ている．糖尿病患者は齲歯，歯肉炎，歯周病に罹患しやすく，特に，歯周病に感染した際に，ある種の細菌感染により，TNF−α の分泌が誘導され，血管内皮を障害，動脈硬化の進展，増悪に関係するという報告があるし[4, 5]，クラミジア感染が動脈硬化に影響を与えているとの報告もある[6]．しかし，このような動脈硬化発症・進展への諸因子の関わりの中で，脂質代謝，糖代謝，高血圧が動脈硬化発症・進展に重大な危険因子としての役割を担っていることは間違いない．

1．糖尿病の脳血管障害

65 歳以上の高齢糖尿病者の脳 MRI ではラクナ梗塞巣をみる率が高いし，脳血流シンチグラムや超音波法による脳血流検査成績でも脳血流量は低下する（表 7–1）[7]．また，糖尿病における脳梗塞の特徴は高齢者では多発性梗塞であり，中，小梗塞が主体であるが，太い血管閉塞による広範囲の梗塞例もある．しかし，比較的若年齢層ではアテローム血栓型脳梗塞である．プラークの破綻による発症であり，条件さえ揃えば若年者でも脳梗塞は起こり得る．急性期脳梗塞では選択的抗トロンビン薬であるアルガトロバンが 48 時間以内のアテローム血栓性脳梗塞に出血性合併症の発生頻度が少ないことから注目されている[8]．

表 7-1　健康成人および 65 歳以上の高齢者における総頚動脈血流測定値
脳血流を超音波ドプラー法により測定した成績で，健康成人や合併症のない糖尿病に比べて，ラクナ梗塞を合併する糖尿病では脳血流は明らかに低下し，末梢血管抵抗は上昇している.（寺井　正ら：糖尿病患者の定量的頚動脈血流の測定と脳循環異常に関する研究. 脳神経，45：945-949，1993.）

A．健康成人における総頚動脈血流測定値

年齢（例数）	≦34歳（24）	35―49歳（33）	50―64歳（45）	65歳≦（9）
平均血流量（mL/sec）	12.2± 3.1	11.7± 4.1	10.8± 3.5	6.5± 2.4
平均血流速度（cm/sec）	28.4± 5.2	27.1± 7.8	21.8± 9.3	16.6± 9.3
最大血流速度（cm/sec）	82.2±17.0	67.1±17.2	48.8±18.7	39.3±18.3
総頚動脈内側径（mm）	7.3± 0.9	7.4± 0.9	7.9± 1.3	8.0± 0.8
拍動偏位率（%）	7.4± 2.3	6.4± 2.3	5.1± 2.8	4.7± 1.8
頚・脳動脈血管抵抗（Ωc）	7.2± 2.1	7.7± 2.4	9.2± 5.7	14.2± 5.0
脳末梢循環抵抗（Ωc）	5.7± 1.7	6.3± 1.9	7.3± 4.6	11.3± 4.0
脳末梢循環容量（mFc）	79.8±44.7	58.9±45.8	68.3±47.8	64.4±59.4

M±SD

B．65歳以上の高齢者における総頚動脈血流測定値

	正常血糖値群	糖尿病群	無症候性脳梗塞を有する糖尿病患者群
症例数	24	86	19
年齢（歳）	71.3± 5.6	71.3± 5.5	71.3± 6.2
平均血流量（mL/sec）	9.7± 0.5	9.1± 0.3	7.9± 0.6
平均血流速度（cm/sec）	18.2± 0.9	17.5± 0.5	16.0± 0.7
最大血流速度（cm/sec）	43.0± 1.8	43.4± 1.1	41.3± 2.0
総頚動脈内側径（mm）	8.2± 0.1	8.1± 0.1	7.8± 0.2
拍動偏位率（%）	5.7± 0.4	5.2± 0.2	3.4± 0.4
頚・脳動脈血管抵抗（Ωc）	10.8± 0.7	11.0± 0.3	12.8± 0.8
脳末梢循環抵抗（Ωc）	8.6± 0.5	8.6± 0.3	10.2± 0.7
脳末梢循環容量（mFc）	45.7± 3.8	58.1± 2.9	50.5± 3.6

M±SEM

2．糖尿病の冠動脈硬化

糖尿病患者の頚動脈エコー検査で，頚動脈の内膜・中膜複合体が非糖尿病者に比べて有意に肥厚しており，肥厚例の冠動脈硬化が指摘されている[9]．また，糖尿病者の冠動脈造影所見の特徴は，1 本の主冠動脈の狭窄病変に止まらず，2 枝，3 枝に同時に狭窄が認められる多枝病変であることが多く，部位も 1 カ所に限らず，例えば，前下降枝の起始部，中間部，末梢部などにも狭窄や石灰化が多発していることが多い．また，狭窄程度も様々で 25％程度の狭窄から 90％以上，完全閉塞に至るまで，様々の形の狭窄が混在する．特に，びまん性に広範囲の虫食い状狭窄が見られることが多い．また，心筋自体の代

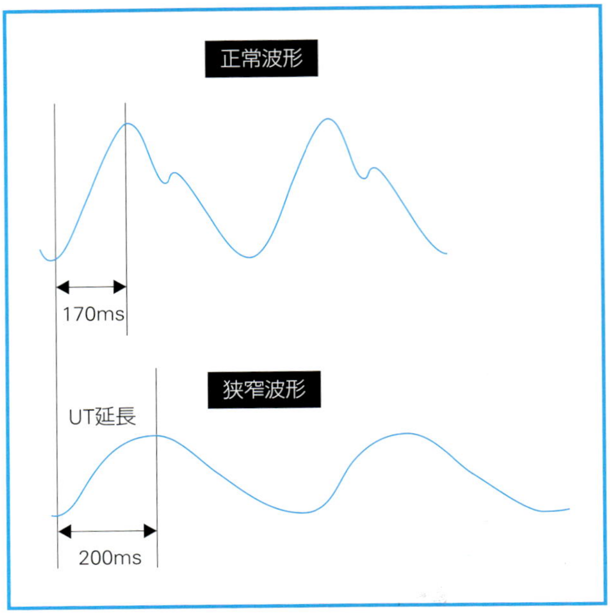

図 7−2　UT は血管内腔の指標になる
血管内腔が太いと，脈派のピークに達するまでの時間は短く，細いと長くなる．Up Stroke time は血管内腔の指標として用いられる．

謝異常に高血圧が合併すると拡張型心筋症や肥大型心筋症を合併するし，これらはうっ血性心不全の原因にもなるし，自律神経障害を合併すると無痛性心筋梗塞や突然死が起こることはよく知られている．診断は心電図，心エコー図の他，^{201}Thallium chloride，または［^{123}I］methaiodobenzylguanidine（MIBG）による心筋シンチグラム，脳性ナトリウム利尿ペプチド（BNP）による検査が有用[10, 11]である．

3．糖尿病の下肢動脈硬化

血管内腔を通過する脈波伝播速度（pulse wave velocity：PWV）は血液粘度や血管内径の大きさによる影響を無視できないが，血管壁の弾性率（Young 率）が高いほど，脈波速度は明らかに速くなる．すなわち，動脈硬化の進行につれて脈波速度は速くなる．四肢（両上腕部と両足首）に血圧測定用カフを巻いて測定した血圧，カフにより測定した脈波の波形起始部の時間差と身長を入力することで，自動的に上腕から足首までの脈波伝播速度（baPWV）が測定可能（PWV＝上腕部－足首部までの距離／脈波の時間差）である．しかも，上腕部／足首部の血圧比（ankle-brachial index：ABI）も同時に測定可能な血

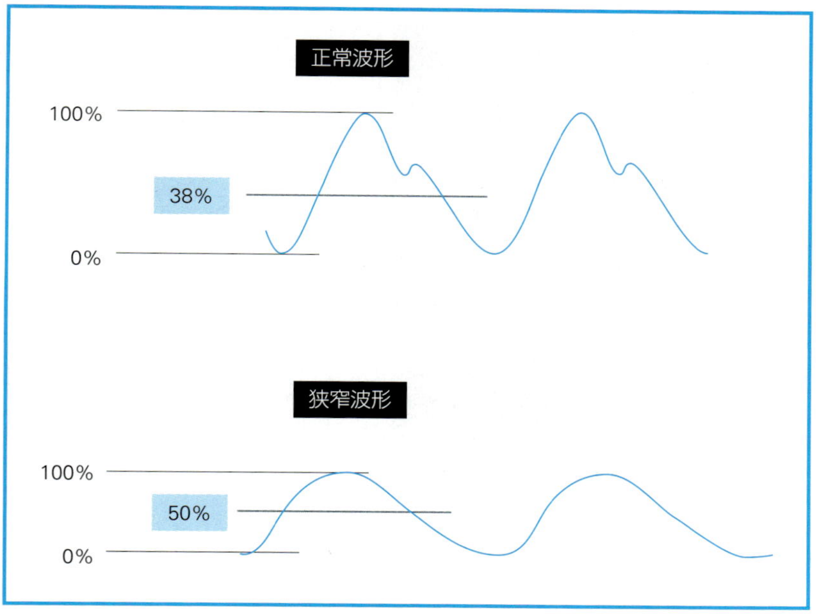

図 7–3　%MAP は血管内腔の状態を反映する
%MAP は単位時間内の血流量が低下すると脈派波高は低下するため，波形平均面積を波高で割り，Mean Arterial Pressure の割合を示したもので血管内腔の状態を判断する指標として用いる．

圧脈波検査装置（フォルム PWV/ABI，日本コーリン社製）が市販され，簡便，かつ非侵襲的検査機器として全国的に普及してきた．ただし，高血圧状態では PWV は高値になるし，閉塞性動脈硬化症などにより，ABI が異常低値になると PWV も低くなり，測定値の信頼度は低下する．すなわち，PWV は血圧に影響されるし，血管内腔の狭窄が進み ABI が低下するような状態では血流速度が遅くなり，血管の stiffness を正確に反映しなくなる．また，血管内径が太いと脈波の立ち上がりは急峻で，短時間でピークに達するが，内径の狭窄が進行してくると血流減少に伴い，脈波の立ち上がりからピークに達するまでに時間がかかる．すなわち，Up Stroke Time は狭窄が進むにつれて延びる（図 7–2）．また，狭窄が進行して血管内腔が狭くなり，単位時間内の血流量が減少すると脈波波高は低下する．基線から上の波形面積平均値を脈波振幅で割り，%で示したものが Mean Arterial Pressure の割合（%MAP）で，狭窄が進行して波形が平坦化すると%MAP は高値になる（図 7–3）．PWV のみでなく，これら各指標の特長を考慮しながら血管障害の様子を判断すべきである．

ABI が 0.9 以下を異常として閉塞性動脈硬化症を疑い，数値により閉塞性動脈硬化症の進行状態を判定しているが，これは足首から上の動脈閉塞の指標にはなるが，踵や足背部，足底部に分布する血管については判断できない．

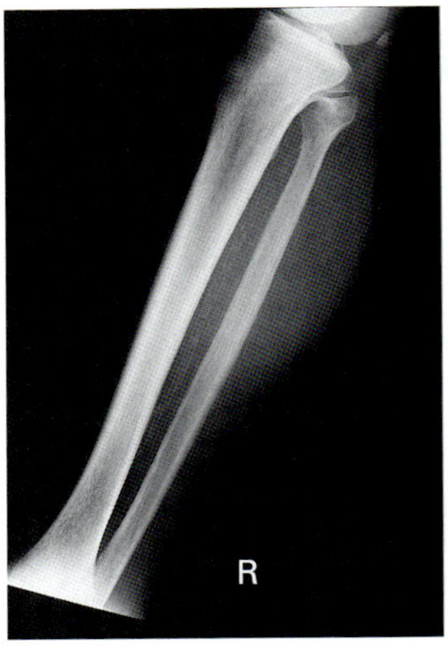

図 7–4　下肢動脈壁の石灰化が認められる例
下肢の PWV が 2,000 cm/sec 以上に速くなっている例では，動脈壁の石灰化がみられる例が多い．

表 7–2　対象とした糖尿病患者 264 例の背景因子

年齢：61.1±10.5（25－90歳）
男：女比：105：159
罹病期間：11.2±8.4年
T-chol：198.3±36.0mg/dL（74.0－302.0）
TG：123.2±86.9mg/dL（34.0－659.0）
HDLC：57.2±17.6mg/dL（22.0－142.0）
HbA_{1c}：7.4±1.8%（4.7－15.0）
FBS：185.4±84.2mg/dL（66.0－670.0）

また，下肢動脈壁の石灰化が認められる例では（図 7–4），石灰化による擬似高血圧による修飾のために偽陰性になることもある．ABI，PWV，UT，％MAP の他にも，脈波波形，足関節部の脈圧などの指標も参考にしながら，総合的に動脈硬化の状態を判断すべきである．無作為に抽出した糖尿病患者を対象に ABI，PWV，UT，％MAP の測定を行い，患者の背景因子：年齢，性別，罹病期間，血清総コレステロール値（T-chol），トリグリセリド（TG），HDL コレステロール（HDLC），空腹時血糖（FBS），HbA_{1c} を検討した（表 7–2）．糖尿病患者は 264 例，年齢 61.1±10.5 歳（25—90 歳），男性 159 例，女性 105 例，罹病期間：11.2±8.4 年，T-chol：198.3±36.0 mg（74.0—302.0），TG：123.2±86.9 mg/dL（34.0—659.0），HDLC：157.2±17.6 mg/dL（22.0—142.0），HbA_{1c}：7.4±1.8％（4.7—15.0），FBS：185.4±84.2 mg/dL（66.0—670.0）で fair control の状態であった．ABI が 0.9 以下は 6 例（2.2％），1.3 以上は 13 例（4.9％）であった．0.5 以下の症例はなかった．PWV が 1,600 cm/sec 以上に速くなり，動脈硬化が示唆された例は 105 例（39.8％），

収縮期血圧	<.0001
年齢	<.0001
血糖値	0.0058
中性脂肪	0.0313
拡張期血圧	0.0697
男性	0.0932
罹病期間	0.1883

表 7–3 脈波伝播速度と背景因子の相関関係
PWV と背景因子の相関関係を多変量解析により検討した結果，収縮期血圧と加齢に高い影響が見られた．

2,000 cm/sec 以上は 31 例（11.7%）であった．血管内腔の狭窄が示唆される Up stroke time（UT）が 180 msec 以上例は 17 例（6.4%）であった．

糖尿病患者では Moenkeberg 型の動脈石灰化を示す症例が多いことが知られているが，石灰化病変と PWV の関連を調べるために PWV 2,000 cm/sec 以上例について下肢単純 X–P 検査を行ったところ，下肢 X–P を検索できた 22 例中 8 例（36%）に明瞭な動脈壁の石灰化像が認められた．

PWV 2,000 cm/sec の症例で下肢動脈壁石灰化像の認められる症例と認められない症例で患者背景因子（年齢，罹病期間，空腹時血糖，HbA_{1c}，T–chol，TG，HDLC）に関する有意差検定を行ったところ，下肢動脈壁の石灰化像を認める症例では HDLC が石灰化像を認めない症例に比べて有意（p=0.0355）に低値であった．下肢動脈壁の石灰沈着は PWV 2,000 cm/sec 以上例の 36%に認められ，その中で ABI が 0.9 以上を示したもの 66%，UT：180 msec 以上は 31%であった．PWV は糖尿病患者で上昇例が多く，収縮期血圧，血糖値，中性脂肪と相関した．下肢の石灰化は PWV 2,000 cm/sec で UT 延長例に高頻度に見られた．

次に PWV と患者背景や血圧などとの相関関係を多変量解析により検討した結果（表 7–3），収縮期血圧が PWV と高い相関を示したが，拡張期血圧や脈圧とは関係がなかった．年齢は高齢になるほど PWV が速く，中性脂肪が高い例や，空腹時血糖の高い症例では PWV は速くなる傾向があった．罹病期間はあまり影響しなかった．PWV2,000cm/sec 以上の異常高値を示す例の糖尿病合併症を検討した．糖尿病性血管障害，神経障害を明らかにするために神経伝導速度，下肢のサーモグラフィー，Uroflowmetry，呼吸負荷心電図，糖尿病性網膜症の有無，尿中微量アルブミン，BNP，脳 MRI，心筋シンチグラムなどを行い糖尿病性細小血管症，大血管障害の合併について調べた．サーモグラフィーの結果は冷感などの自覚症状に一致した部位が低温傾向にあった．神経伝導速度は誘発電位が出現せず検査不能例があった．Uroflowmetry では平均尿流量率が 5 mL/sec 以下の高度低値例が 13 例中 7 例に認められた．また，呼吸負荷心電図では CV_{R-R} 値が 2%以下の症例が 20 例中 12 例あり，自律神経障害の合併例がみられた．眼底検査では 29 例中 11 例が光凝固を受け

図 7–5　バイパス手術後の経過観察

77 歳，男性例で Fontain 分類Ⅲ度左右の下肢動脈閉塞が進行しており，ABI は両側共低下し，UT も著名に遅延していた．シロスタゾール，リポ PGE1 も奏効せずバイパス手術により，ABI，UT ともに回復し，自覚症状もほとんど消失した．

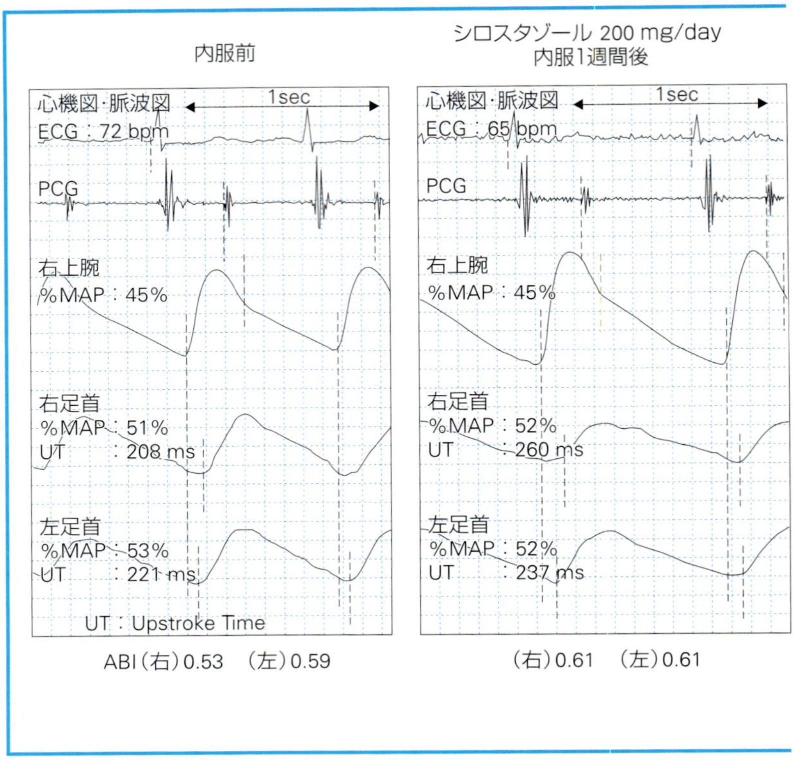

図 7–6　薬物治療の効果判定

50 歳男性で右下肢の閉塞性動脈硬化症（Fontain 分類Ⅱ度）．壊疽はない．右 ABI は 2 カ月間のシロスタゾール内服で改善したが，1 カ月目にすでに UT の改善が認められており，ABI の改善前に血管内腔の狭窄が改善されつつあったことを示している．

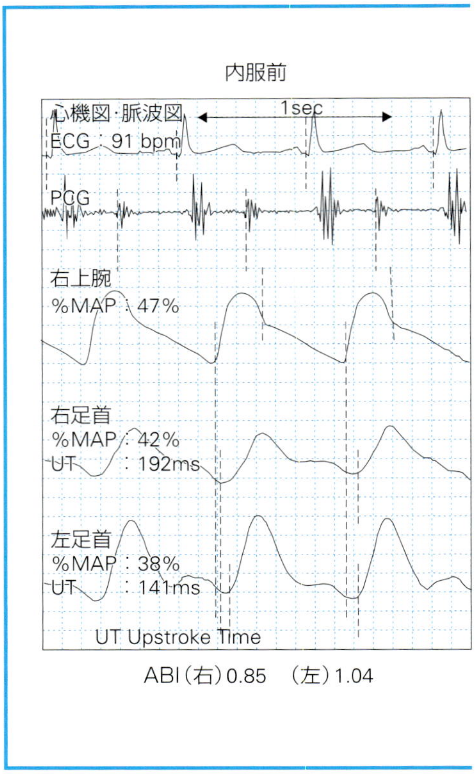

リポPGE1 10μg/day×10日
投与後1週間後

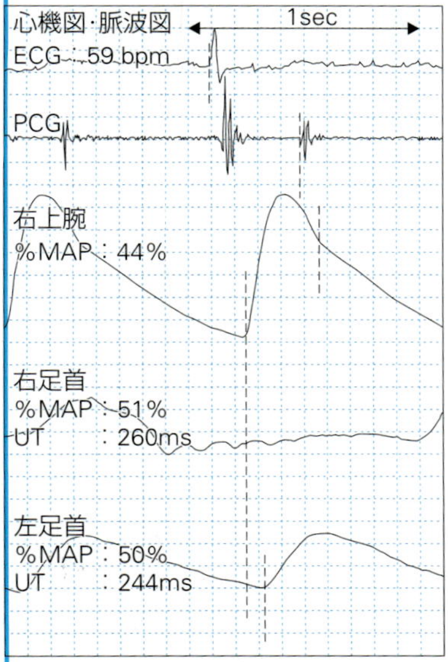

（右）0.57　（左）0.61

バイパス手術後

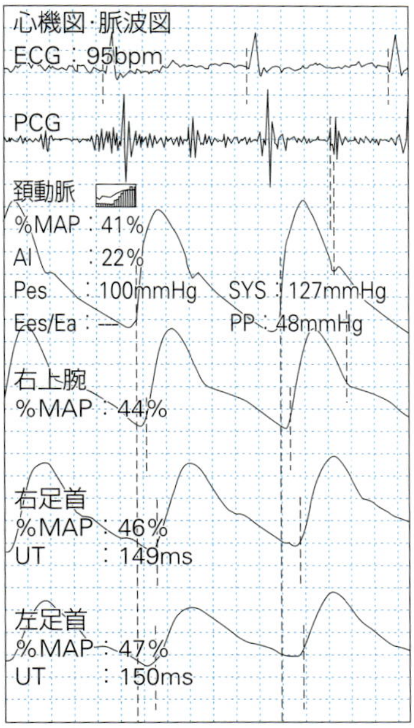

（右）0.90　（左）0.74

シロスタゾール 200mg/day
内服1カ月後

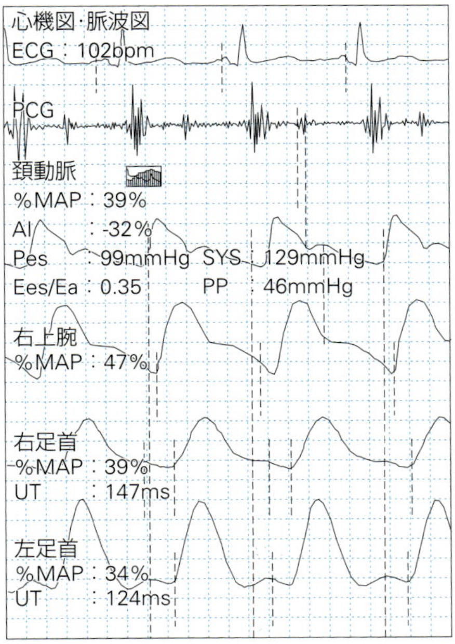

（右）0.87　（左）1.07

シロスタゾール 200mg/day
内服2カ月後

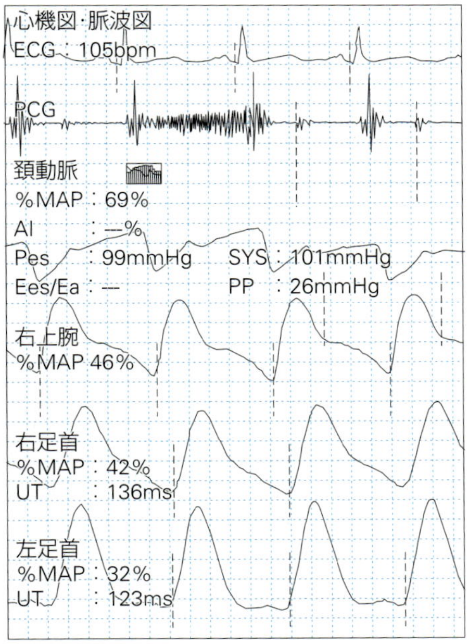

（右）1.00　（左）1.15

ていた．尿中微量アルブミンは下肢動脈の血管壁石灰化のある症例で高い傾向にあったが，ない例との間に有意差はなかった．BNPは石灰化のある例では高い傾向にあったが有意差はなかった．脳MRIでは高齢者でラクナ梗塞合併例が多く認められた．また，baPWVと脳梗塞の関連も指摘[12)]されているが，PWVが2,000 cm/sec以上の例では細小血管合併症，大血管合併症が高頻度に認められ，治療効果の判定でも，バイパス手術後の経過観察（図7–5）や薬物治療の効果判定（図7–6）にフォルムPWV/ABIを用いてPWV，ABI，UT，%MAPなどを求め，血管閉塞状態，血管内腔の広さの改善効果，血管壁の柔軟性改善効果等々を考慮しながら，これらを指標として治療効果の判断が可能になったと考える．

まとめ

フォルムPWV/ABIによる糖尿病患者を対象とした検査は，簡便かつ非侵襲的に大血管障害を早期からスクリーニングすることを可能にした．糖尿病では60%以上の例でPWVが1,600 cm/sec以上を示し，高率に動脈硬化性病変が存在することが示唆された．動脈壁の硬化が示唆される例では糖尿病性合併症が多く認められたが，単にPWVのみでなくABI，UT，%MAPなどの指標を含めた総合的な血管病変の判断が合併症の早期発見と重症化の防止・予後判定上必要と考えた．

［姫井　孟・青山　雅］

文　献

1）三島康男ら：脂質代謝異常合併NIDDMに対するシロスタゾールの血清脂質およびLDL粒子サイズにおよぼす影響．動脈硬化，27：17–22，1999．
2）芳野　原ら：糖尿病とレムナント．動脈硬化，26：287–293，1999．
3）Koenig W, et al : C-Reactive protein, a sensitive maker of inflammation, predicts future risk of coronary heart disease in initially healthy middle-aged men : results from the MONICA（Monitoring Trends and Determinants in Cardiovascular Disease）Augsburg Cohort Study,1984-1992. Circulation, 99 : 237–242, 1999.
4）Beck JD, et al : Dental infections and atherosclerosis. Am Heart J, 138 : s528–s533, 1999.
5）Nishimura F, et al : Peridontal inflammation and insulin resistance-lessons from obesity. J Dent Res, 80 : 1690–1694, 2001.
6）Virok D, et al : Chlamydia peumoniae in atherosclerotic middle cerebral artery. Stroke, 32 : 1973–1976, 2001.
7）寺井　正ら：糖尿病患者の定量的頚動脈血流の測定と脳循環異常に関する研究．脳と神，45：945–949，1993．
8）Yamasaki Y, et al : Asymptomatic hyper-glycemia is associated with increased intimal plus medial thickness of the carotid artery. Diabetologia, 38 : 585–591, 1995.

9) 田崎義昭ら：脳血栓症急性期に対する抗トロンビン薬MD-805161の臨床的有用性―プラセボを対照とした多施設2重盲検群間試験．医のあゆみ，161：887-907，1992．

10) 吉川昌樹ら：糖尿病性無症候性心機能障害発見指標としての脳性ナトリウム利尿ペプチド測定の意義．糖尿病，41：801-806，1998．

11) 門脇　孝ら：糖尿病患者における血漿BNP濃度測定の臨床的意義．糖尿病，44：927-933，2001．

12) 小川　理ら：2型糖尿病患者における脳高速の危険因子としてのbaPWV．日循予防誌，36：113，2001．

8 透析における動脈硬化

1．透析と動脈硬化

2000年末の日本における透析患者数は，206,134人．前年に比べ約1万人の増加であった．2000年に新規に透析導入された患者数は32,018人，原因疾患別に見ると第1位は糖尿病性腎症（11,685人，36,6％），第2位は慢性糸球体腎炎（10,381人，32,5％），第3位が腎硬化症（2,428人，7,6％）であった．近年糖尿病と，腎硬化症の伸びが著しい．わが国の糖尿病患者数700万人，疑いの人も含めた場合1,400万人という患者の規模からすると，糖尿病性腎症が原因の透析患者は，今後一層増加していくと懸念されている．

動脈硬化は，心筋梗塞，脳卒中，慢性閉塞性動脈硬化症（ASO）として顕性化する．そこで1999年の透析患者死亡原因を見てみると，第1位心疾患（心不全24.3％，心筋梗塞7.4％），第2位感染症（16.3％），第3位脳血管疾患（11.3％），第4位悪性腫瘍（7.6％）であった（図8–1）．透析患者10万人当たりに換算すると，心不全1,974.5人，心筋梗塞603.9人，感染症1,323.9人，脳血管疾患914.7人，悪性腫瘍614.5人となる[1]．平成5年度の厚生省統計によると，65歳以上の女性10万人当たり脳血管障害567.0人，虚血性心疾患227.8人，高血圧性疾患50.9人，悪性新生物633.8人と比較すると透析患者における心血管事故の発症率は数—10倍高い．これは，一般人口に比較し透析患者の心血管病変による年間死亡率は約10—20倍高いというLinderら[2]の報告，Foleyら[3]の報告とほぼ一致している．

①原疾患としての糖尿病や高血圧症，高脂血症，②腎不全の病態，③透析医療による催動脈硬化作用，④高齢者，この4要因が密接に関連し相加的に動脈硬化を促進させた結果，透析患者に心血管イベントが高率に発症していると考えられる．

本章では透析患者における動脈硬化の特殊性と動脈硬化測定の意義につき考察する．

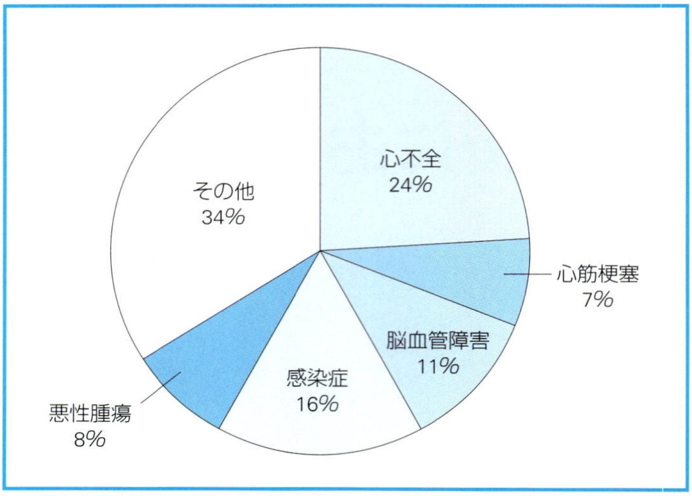

図 8–1　1999 年における透析患者の死亡原因

2．動脈硬化と臨床的評価方法

動脈硬化とは，London，O'Rourke らの atherosclerosis（O'Rourke のいう atherosis）と arteriosclerosis（O'Rourke のいう sclerosis）に定義される．現在では前者は，脂質，マクロファージ，リンパ球などの細胞成分，細胞外基質からなる lipid core を内膜に形成する局所的な炎症を基盤とする病変で，壁肥厚，進行すると内腔狭窄を生じる病態として考えられ，急性冠症候群の原因とされる．後者は，中膜を主体とする全身的な病変で壁硬化，内腔拡張をきたし，時に石灰化を伴うと考えられている．近年，病的動脈硬化と生理的動脈硬化という表現もされているが，病的動脈硬化は，atherosis を，生理的動脈硬化は，sclerosis を指している表現に近い．動脈の内腔狭窄，壁肥厚，壁硬化，石灰化を測定することが，動脈硬化度の評価となる．

検査方法として，脈波伝播速度（PWV）と頚動脈エコーの組み合わせにより，非侵襲的に広範囲な血管の壁硬化，内腔狭窄，石灰化による壁硬化を評価できると考えられてきている．すなわち baPWV は，前腕—足首間の脈波伝播速度を測定できるので広範囲な血管の壁硬化度を測定できる．血圧脈波検査装置（フォルム PWV/ABI，日本コーリン社製）は AT ユニットを用いることで，前腕—そ頚部，そ頚部—足首間，心—頚動脈間の脈波速度も測定可能であり，部位別の動脈硬化の進展を測定することが可能である．atherosis の好発部位は，総頚動脈，内頚動脈，大動脈，腸骨動脈などの血管分岐部である．この中で頚動脈が近年エコー検査の対象とされている．高周波数のプローブを用いるため表在に近いが，検査に適していることが理由のひとつである．エコーは，局所しか検査できないが，内膜中膜の肥厚，内腔狭窄を正確に計測できるメリットがある．また，石灰化病変の検出にも優れている．この他には，血管内視鏡，血管内超音波法，CT（3D–CT），MR アンジオ，加速度脈波が挙げられるが，簡便，放射線被爆，非侵襲，短時間，低コスト，再現性という点では上記 2 者の組み合わせが最適と考えられる．

3．透析患者の動脈硬化の特徴

1　冠動脈疾患

透析患者に心血管イベントの発症が多いことは先に述べた．Koch ら[4]は，透析患者 607 例に冠動脈造影を施行し 158 人（26％）が 50％以上の狭窄または心筋梗塞病変をもつと報告した．

透析患者の冠動脈病変の特徴について次のようなことがいえる．

①透析導入時に虚血性病変はほぼ完成されている[5]．Joki ら[6]は，透析導入患者の 24 例に冠動脈造影を施行し，15 例（62.5％）に 75％以上の冠動脈狭窄を認めた．さらに Joki ら[7]は，糖尿病性腎症の透析患者に対し，透析導入時の冠血管病変が 2 年間の予後を決める極めて重要な因子であるため，導入時の冠動脈造影検査の有用性を唱えている．透析導入に伴う内シャントによる心拍出量の増加，透析による循環血液量の急激な変化によって心臓への容量，圧負荷が増大し心筋梗塞，心不全を透析導入後短期間に発症すると考えられ，これらの発症率は導入前後が最も高くその後は一定となる．Gruberg ら[8]は，透析患者，非透析慢性腎不全患者，正常腎機能患者の 3 群で心血管イベントを観察した結果，透析の有無に無関係に腎機能障害があることが心血管イベントの独立した危険因子であると報告しており，非透析慢性腎不全期より冠動脈病変が進行していることがわかる．

②多枝病変，連続病変が多く，糖尿病患者では特にこの傾向がみられる．また石灰化は非糖尿病性透析患者の場合，非透析患者と比べ内腔の狭窄を伴わないことが多いが，糖尿病性透析患者では石灰化を伴いびまん性に内腔が狭窄している．先の Joki は 20 mm 以上のびまん性病変を 14 病変（29％）に認め，有症状者の 72.7％，無症状者においても 53.8％に冠動脈狭窄があり，多枝病変，連続病変が多いことを報告した．日本では Hatada が，年齢，性別，透析歴を matching させた 12 例ずつの糖尿病，非糖尿病の透析患者で検討した．3 枝とも糖尿病患者で有意に狭小化して

おり，石灰化病変も糖尿病群58％に対し，非糖尿病群8％であった．糖尿病群の冠動脈は，びまん性に内腔が狭窄していた[8]．

③ PTCA後の再狭窄が透析の有無に無関係に腎不全患者では40—80％と高率である[9, 10]．ステント使用により再狭窄率は透析患者と非透析患者で有意な差がなく，ステントによる治療は有効である[11]．

④若年から冠動脈の石灰化が進行する．冠動脈の石灰化は，心血管イベントのマーカーとなりうるが，Goodmannら[12]は，20歳以下の透析患者23人中0人，20—30歳の透析患者16人中14人（健常人では60人中3人）にelectron beam tomographyにより石灰化を認めた．Ca摂取量，血漿Ca，副甲状腺ホルモン（PTH）に依存しておりCaの管理が重要である．

⑤心臓バイパス術（CABG）の患者においては，透析患者は非透析患者に比べ院内死亡率は3.1倍（Dialysis vs non-Dialysis：12.2％ vs 3.0％）と高率であり[13]，特に糖尿病性透析患者においては5年生存率が明らかに低下していた（DM vs nonDM：22.9％ vs 89.1％）[14]．

2 脳血管障害

脳の動脈硬化は、比較的大きな血管にみられる粥状硬化と，細動脈硬化に分けられる．前者は，動脈内腔の狭窄，閉塞を生じ，血圧低下により脳梗塞を発症する（アテローム梗塞）．後者は，高血圧の影響下，穿通枝動脈において血管壊死をおこすと脳出血，血管結節瘤をおこすとラクナ梗塞を起こすと考えられている．したがって，前者はatherosis型，後者はsclerosis型の動脈硬化が主要な原因と考えられる．

Hirakataら[15]の報告によると，透析患者の脳卒中発症率は，患者1,000人・年当たり17例（年齢63±11，透析期間72±66カ月），そのうち脳梗塞（7.8例/1,000人・年，年齢67±10，透析期間65±10カ月）と脳出血（7.2例/1,000人・年，年齢60±11，透析期間75±64カ月）が多い．Issekiら[16]は，沖縄における10年間の追跡調査の結果，透析患者3,741人に対し脳卒中発症率は17.2例/1,000人・年（脳梗塞6.2例/1,000人・年，脳出血10.3例/1,000人・年）とほぼ同数の報告をしている．一方，非透析患者においては，久山町の研究では脳卒中発症率は40歳以上の集団において，患者1,000人・年当たり4.9例，（脳梗塞3.3例/1,000人・年，脳出血1.0例/1,000人・年）であった．以上から透析患者の脳血管疾患の特徴として，次のようなことがいえる．

①透析患者では脳梗塞で2倍，脳出血では8—10倍もの高率となる．血液透析中，あるいは透析後に低血圧をきたす例において頚動脈，主幹脳動脈に高度な粥状硬化を持つ場合，循環血液量の低下による脳血流の低下と血液

粘度の上昇によって脳血管障害を招く危険があり，透析後の脳血流量の低下が報告されている[17]．頚動脈病変の観察は降圧レベルの設定に重要である．

②無症候性脳梗塞の発生頻度は健常人10％に対し，透析患者群では51％と有意に高値である[18]．加齢と高血圧が無症候性脳梗塞の危険因子として挙げられる．

③透析患者では非透析患者に比べ脳出血の頻度が高い．脳出血の責任病変は無症候性脳梗塞と同じ大脳基底核の穿通枝レベルと考えられる．透析患者では比較的若年の長期透析例で，高血圧管理が不十分な例で脳出血が発症していることから，血圧の影響が強いと考えられている．この他には，ヘパリンの使用，低栄養による血管の危弱性を指摘する考えもある．透析患者では，活性酸素や高感度CRPが高値であり，前者はアポトーシスを誘導可能であるし，後者は，炎症反応が活発なことからMMPの産生による血管のコラーゲンの減少が血管の破綻を誘導する可能性がある．

3　透析患者におけるASO

①透析患者のABIは低下例が多く，他の血管障害を合併している．Fishbaneら[19]は，透析患者142例のABI（ankle-brachial blood pressuer index）を調べ，ABI 0.9以下38％，0.8以下24％，0.7以下11％と報告している．心血管合併症別にみると冠動脈疾患患者の平均ABIは0.87±0.03，脳血管疾患患者では0.82±0.44とASOとともに他の心血管疾患を合併している危険が高い．

②糖尿病例と非糖尿病例では，ASOの発症の病態が異なる．糖尿病性透析患者における閉塞性動脈硬化症の特徴として，糖尿病性足病変は，macroangiopathyによる虚血性変化と神経障害の混合病変により生じ終末像として足の潰瘍，壊死に至る．動脈病変は動脈中膜の石灰化とアテローム性動脈硬化症である．膝から下の細い動脈に好発し連続性かつ多発性である．冠動脈硬化症，脳動脈硬化症と並行し，全身の動脈硬化症の一部分症である．Babazonoら[20]は，導入例509例中4％に足の壊疽を認めている．この数字は，DM例310万人中，0.5％[21]といわれる発症率と比べ極めて高い頻度である．

③非糖尿病性透析患者におけるASOは，主としてCa，P代謝異常が原因であり，潰瘍，壊疽を合併することはまれである．

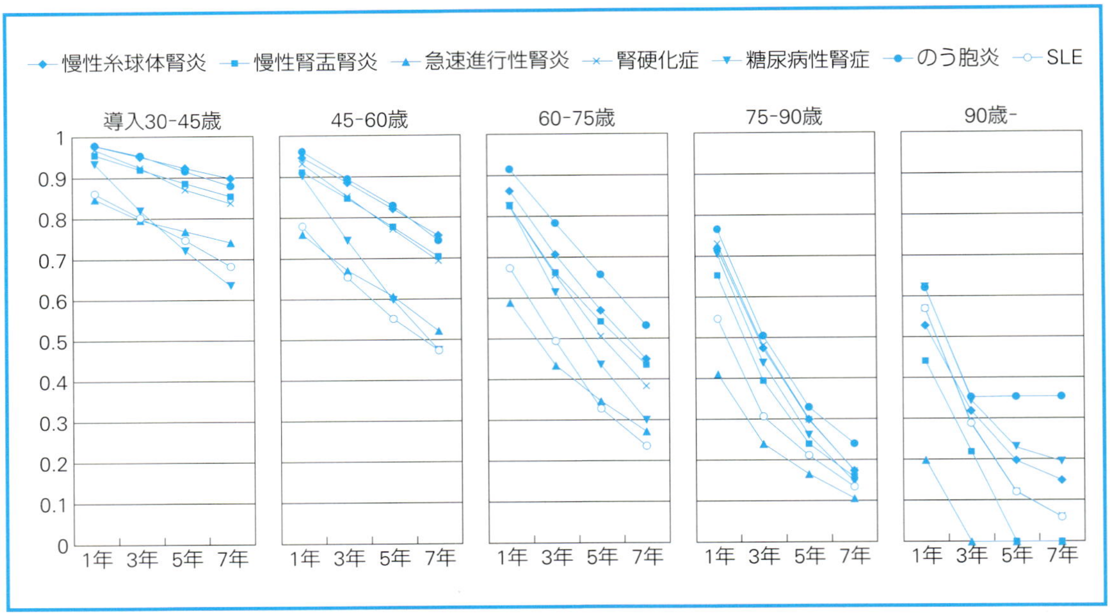

図 8–2　透析導入年代別にみた原疾患と生命予後

4．透析患者における動脈硬化の原因としての 4 要素

1　透析導入年代と原疾患が及ぼす生命予後への影響（図 8–2）[1)]

透析導入の原因疾患別の生命予後を，導入時の年齢別に示した．これによると，75 歳以下では，SLE，急速進行性腎炎，糖尿病性腎症の予後が悪い．慢性糸球体腎炎，腎盂腎炎，腎硬化症は，ほとんど差が見られない．75 歳以上では，同様に SLE，急速進行性腎炎の予後が悪く，他の原因においても，3 年生存率は 50％をきる．

糖尿病を原疾患とした時の生命予後が急速進行性腎炎と SLE を除く他の原因と比べ明らかに悪いのは 60 歳以下で導入された患者である．糖尿病性透析患者は，若年であっても高度な動脈硬化病変を持つ危険が高い．また糖尿病性透析患者は，透析導入時に高血圧，糖尿病性網膜症をほぼ全例が合併し，虚血性心疾患や脳血管疾患など全身に多くの合併症を持ち，導入後も血糖コントロールが必ずしもよいとはいえないことが原因である．

2　原疾患特に糖尿病，高血圧，高脂血症における動脈硬化

詳細は他章に譲るが，これらの生活習慣病は，動脈硬化に対し相加的と考えられている．*in vitro* の結果からも，高血圧は，血管平滑筋への伸展作用，

アンギオテンシンⅡや活性酸素による細胞増殖，細胞肥大作用が主要経路であり，高脂血症は，プラーク形成による炎症病変が主体でありアンギオテンシンⅡが促進作用をもつ，糖尿病は，酸化ストレス，AGEs，アンギオテンシンⅡが主要な働きをし，相加あるいは相乗的に作用することで動脈硬化はより高度な状態になりうる．したがって，透析，非透析患者の両者に対して生活習慣病全てに対する治療が必要となる．

3 慢性腎不全における動脈硬化作用

原因が何であれ，末期腎不全において共通の状態として，①体液貯留のための高血圧，②電解質異常，特にCa，Pの異常，③脂質代謝の異常，が存在する．

①透析患者における至適血圧はコンセンサスがない．透析患者の63％が高血圧を伴うことは[22]，血圧のコントロールが困難であることを表している．透析患者の血圧は，非透析日の平均血圧は透析後の血圧に近いが透析前の数時間に急速に上昇する．そのため非透析日の血圧を，透析中の血圧のみで推量するのは危険である[23]．したがって，ABPM（24時間持続血圧測定）が血圧管理に有用と考えられる[24, 25]．透析時の低血圧のため降圧薬を短時間作用型とし，透析日には内服しない方法が行われていた．短時間作用型はrebound現象も大きいため透析前の血圧が200 mmHg近くなり，服薬後あるいは透析開始後短時間で急激に血圧が低下する．これは交感神経系を亢進させ，高血圧による脳出血や低血圧による脳梗塞の危険を高める．血圧の変動が大きい患者では長時間作用型の降圧薬を少量使い，5時間以上の長時間透析を行うと，透析時低血圧の防止だけでなく，降圧薬の減量にも有効である．非糖尿病性腎症患者に対し（n=26）週3回8時間の血液透析を行い平均血圧115/67 mmHgとなり降圧薬が全ての患者で不要となった[26]報告もある．

② Ca，Pの増加は動脈石灰化により血管壁のコンプライアンスを低下させる．頚動脈石灰化とintact PTHの相関を認め[27]，PTHホルモンの増加と動脈硬化の相関性が指摘されている．Raggiは，electron-beam tomographyを用い，冠動脈，弁の石灰化を測定し，冠動脈の石灰化が虚血性心疾患と有意な相関性があることを認めた[28]．

③透析患者では，LDLコレステロールがほぼ正常であったがIDLコレステロールが正常の2—3倍に増加している[29]．脂質代謝に関しては，IDLコレステロールの増加は，大動脈PWVの増加[30]，CAG[31]でみた動脈硬化の独立した危険因子である．HDLコレステロールの低下[32]は，大動脈PWVでみた動脈硬化の独立した危険因子であり，冠動脈の石灰化を有意に促進させる[33]．透析患者においては隠れ高脂血症が多い．

④ビタミン代謝異常　ビタミンB1，B6，C，Eの低下を一般に認める．ビタミンB6の低下は，高ホモシステイン血症をもたらし，透析患者における動脈硬化の危険因子のひとつの可能性がある[34]．ビタミンCは貧血と関係がある．ビタミンEは抗酸化作用のあるビタミンである．

4　透析療法における動脈硬化

①体液貯留による除水量の増加は，透析による急激な体液量の変化をもたらし，交感神経系やレニン—アンギオテンシン系を亢進させ，血管収縮，心収縮力，心拍数の増加をもたらす．交感神経系の亢進は，心血管イベントの予知因子となる[35]．

②サイトカイン産生．透析膜は生体適合性が改善されているが，なおIL-1，6，TNF-αの増加が報告される．これらは，炎症反応を惹起し接着因子の発現，細胞増殖など動脈硬化の促進へ働く危険が高い．Schindlerら[36]は，透析膜の違いと炎症反応についてpolyamide製の透析膜は，cuprophanやpolycarbonate製に比べ炎症反応を惹起しないと報告した．高性能透析膜で見られるエンドトキシンの逆拡散は好中球からの活性酸素放出の刺激となる．

③低栄養．摂取エネルギー不足は，食指不振と蛋白異化作用による．MDRD studyでは腎機能の低下により蛋白摂取量が低下し，GFRが10 mL/min以下のとき種々の栄養度の指標が低下した[37]．高性能透析膜は，高分子量の除去に優れているが，この際アミノ酸を喪失するため，筋肉中の蛋白が異化される．この結果，体脂肪や筋肉量は約40％で低下している[38]．日本でも，HD患者90,025人中54.9％はPCR（蛋白異化率）1.0 g/kg/日以下と高率に低栄養を示す[1]．低栄養と動脈硬化の進展に関する定説はないが，PCR 0.90 g/kg/day未満，筋肉量を反映すると考えられる％クレアチニン産生速度が低いほど有意に死亡率が高くなる[1]．

④異化亢進．a）透析不足．b）代謝性アシドーシスによる筋肉蛋白の異化．c）副甲状腺ホルモンの亢進による筋肉からのアミノ酸放出の増大．これらのため異化作用が亢進し結果的に低栄養状態となる．

5．PWVの有用性

大動脈PWVは心血管イベントの独立した危険因子として知られる（表8-1）[39-45]．ここでは，透析患者におけるPWV/ABIについて当院のデータを紹介しながら，その利用方法について検討する．

表 8–1　透析患者の PWV を検査し発表された論文

著者	結論	
Blacher J	baPWVの亢進とエンドセリン，ホモシステイン濃度が相関する．	1998
Blacher J	241人を平均72カ月追跡し大動脈PWVが心血管疾患の強い独立因子であった．1m/secの上昇に対するODは1.39であった．	1999
Guerin AP	大動脈の石灰化は年齢，透析歴，Ca剤の使用量，大動脈PWVと相関する．	2000
Guerin AP	血圧低下に対する大動脈PWV値の減少がない患者は心血管死亡率が高くなる．ACE-Iの使用は心血管死亡率を低下させる．	2001
Meaume S	70歳以上の透析患者において大動脈PWVは心血管疾患の強い独立因子である．	2001
Shoji T	265人を平均63カ月追跡し大動脈PWVが心血管疾患の強い予測因子であった．	2001
Kosch M	25人の透析患者に対して内皮依存性反応性充血量，内皮非依存性反応性充血量，大動脈PWVを測定し透析前後で有意な差を認めなかった．	2001

1　症　例

患者は，平均年齢 66.0 歳，平均透析歴は，糖尿病性腎症 21.6 カ月（23 人），非糖尿病性腎症 46.2 カ月（28 人）．51 人に対し，フォルム PWV/ABI を使用し，ABI と PWV を透析の前後に測定した．

1）データ解析 step1：ABI による分類

透析前後，左右の計 4 カ所で測定された ABI について，いずれかひとつでも 0.9 以下となる群を lower ABI 群，いずれかひとつでも 1.3 以上となる群を upper ABI 群とし残りを normal ABI 群とした．upper ABI 群は，平均年齢 58.7 歳であり lower ABI 群 72.0 歳，normal ABI 群 68.6 歳と比較し有意に若年であった．lower ABI 群は，17 人で，前のみに 0.9 以下となるのは 1 人，後のみは 6 人，前後ともに見られるのは 10 人であった．upper ABI 群は 12 人で，前のみに 1.3 以上となるのは 6 人，後のみは 3 人，前後ともに見られるのは 3 人であった．ABI で異常と診断されるのは，56.9%（29/51 人）という高率であった．ちなみに，当院内科外来通院患者の透析を行っていない生活習慣病患者（慢性腎不全を含む）352 人中いずれか一側の ABI 異常の出現率は，352 例中 35 例 10%（0.9 未満 21 例，1.3 以上 14 例）であった．透析後 1 回のみの測定でも ABI で異常とされる 29 人中 22 人が異常と診断されることから，透析患者の ABI 検査は透析後 1 回のみでスクリーニング可能と考えられる．

2）データ解析 step2：baPWV による分類

生体電気インピーダンス法による Body composition analyzer “In Body 3.0” による体液成分測定を同時に行った．41 人が前後で測定され，この 41 人につ

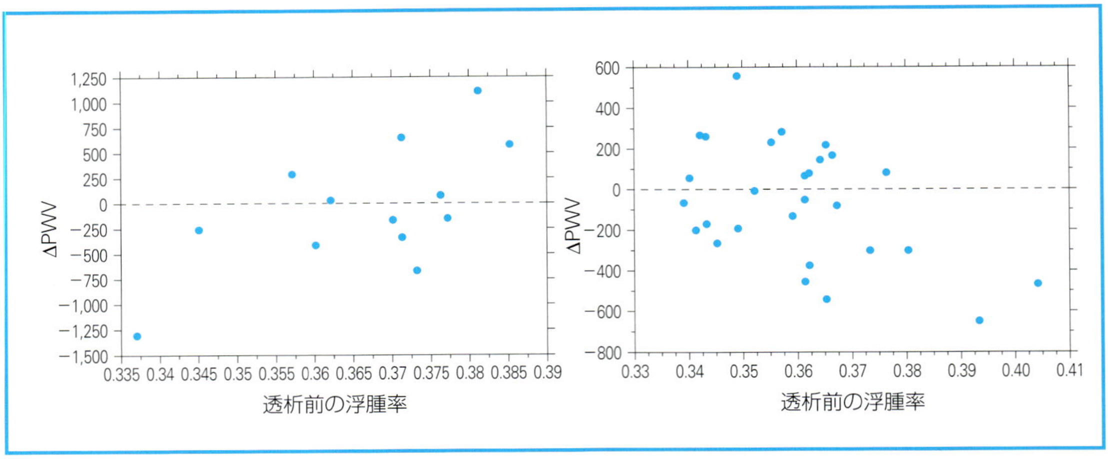

図 8–3　lower ABI 群における ΔPWV（左）と normal ABI 群，upper ABI 群における ΔPWV（右）

いて検討した．lower ABI 群 14 人，upper ABI 群 8 人，残りの 19 人は ABI 正常であった．baPWV を評価する際，高度な狭窄病変を持つと考えられる lower ABI 群を区別した．左右それぞれの baPWV に関し透析前の値と透析後の値の差をとり，左右で絶対値の大きい方の値を ΔPWV とし，透析前が大きい時を正に表示した．これと相関する指標を体重，除水量，除水率，浮腫率，体脂肪率などから検索した．lower ABI 群では，ΔPWV は，透析前の浮腫率と R=0.635，p=0.0178 と有意な正の相関が認められた（図 8–3）．また，体脂肪率とも R=−0.584，p=0.0346 と有意な負の相関が見られた．一方，normal ABI 群，upper ABI 群計 27 人について同様の検討を行った．ΔPWV は，透析前の浮腫率と R=−0.463，p=0.0122 と有意な負の相関を認めた（図 8–3）．前後，左右で得られた 4 つの baPWV の平均値は，栄養度の指標である BPI（＝蛋白量／身長／身長）と負に相関（R=−0.390，p=0.0393）した（図 8–4）．In Body における浮腫率は、細胞外液量／全体水分量で求められる．血液透析患者において透析前は，細胞内液，外液ともに増加するが，塩分摂取量とカリウム摂取量と比較すると塩分摂取量が極めて多いため，体液浸透圧を細胞内液と外液で平衡させるためには，細胞外液の水分量が多くなる．細胞外液が増加し，短時間で細胞外液を除去することにより交感神経系が亢進した可能性がある．交感神経系の亢進は，心血管事故の増加につながるため，塩分制限の指導が重要である．また，低栄養であるほど，baPWV が高値となることから，低栄養と動脈硬化の関係が推定された．

2　透析患者におけるフォルム PWV/ABI の有用性と課題

透析患者において管理上最も重要かつ困難なのは血圧の管理である．心血管事故と密接な関係がある．高血圧性の動脈硬化病変を検出するには，PWV は

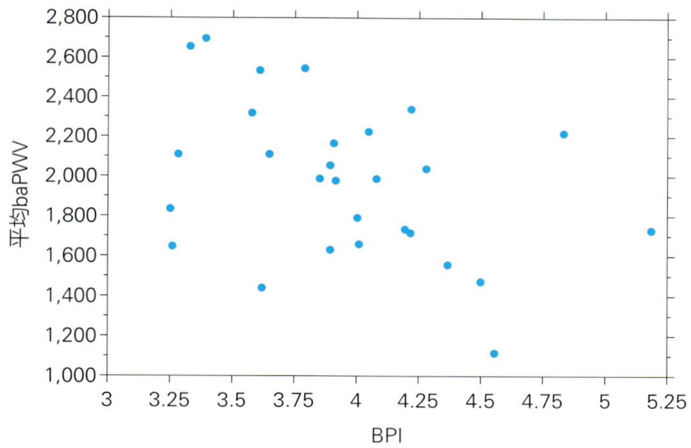

図 8–4　normal ABI 群，upper ABI 群における BPI と平均 baPWV

最も有効な検査手段のひとつである．経時的に追跡することで PWV の変化は血圧管理へフィードバックすることができる．実際，大動脈 PWV は透析患者においても心血管イベントの独立因子であることは多くの報告で一致している．さらにフォルム PWV/ABI は AT ユニットを用いれば大動脈 PWV だけでなく局所の PWV の測定が可能である．また透析患者の 40—50％に見られる ASO が同時記録される ABI や脈波形により評価可能であることは，ASO を評価できるという点のみならず，高度の ASO 症例では baPWV を低下させるため ABI の情報は不可欠でもありフォルム PWV/ABI にとって重要な機能といえる．baPWV は動脈硬化の比較的早期から変化し大動脈 PWV より鋭敏である可能性があるが，ASO 症例での baPWV 評価が難しいという欠点がある．しかし，高度な動脈硬化をもつ透析患者であっても透析前後で測定することで新たな情報が得られる．すなわち，大動脈 PWV では透析前後に変化しないとされているが，baPWV は高くなる群と低下する群があり，これらが体蛋白質量，細胞外液量との相関性があることが推定された．今後この機序を解明することで透析前後の baPWV が栄養度や dry weight の設定等の水分管理に関わる新たな指標となる可能性がある．

まとめ

高血圧性動脈硬化の進展を測定するには PWV は適した検査といえる．ABI が低値になる症例では大動脈 PWV を，ABI が正常ならば，baPWV を検査することが動脈硬化の把握に役立つ．透析患者の PWV の解釈にはまだ不明な点も多いが，PWV が普及しデータが集積することで明らかになり，透析患者の管理が向上し心血管イベント抑制に力を発揮すると期待される．

個人ごとのオーダーメード治療は，従来，目標値へ達しない時の言い訳となっているケースが少なくない．医師個人の経験や，勘をたよりに，患者の背景によって治療方針が左右されることもある．しかし，PWVなどの動脈硬化の測定は治療を強化すべきか否か診断根拠を普遍化することができ，患者への説明も明瞭化される．今後，透析患者だけでなく，動脈硬化に関わる全ての患者に動脈硬化防止，ひいては心血管イベント防止のためにPWVや頚動脈エコーは無侵襲，簡便な検査としてますます需要が高まると考えられる．

［宮下　豊］

文　献

1) 前田憲志：わが国の慢性透析療法の現況．日本透析医学会統計調査委員会，1999年12月31日．
2) Linder A, et al : Accelerated atherosclerosis in prolonged maintenance hemodialysis. N Eng J Med, 290 : 697–701, 1974.
3) Foley RN, et al : Epidemiology of cardiovascular disease in chronic renal disease. J Am Soc Nephrol, 9 (Suppl 12) : S16–23, 1998.
4) Koch M, et al : Apolipoprotein B, fibrinogen, HDL cholesterol, and apolipoprotein (a) phonotypes predict coronary artery disease in hemodialysis patients. J Am Soc Nephrol, 8 : 1889–1898, 1997.
5) Rostand SG, et al : Ischemic heart disease in patients with uremia undergoing maintenance hemodialysis. Kidney Int, 16 : 600–611, 1985.
6) Joki N, et al : Onset of coronary artery disease prior to inhibition of hemodialysis in patients with end-stage renal disease. Nephrol Dial Transplant, 12 : 718–723, 1997.
7) Joki N, et al : Coronary artery disease as a definitive risk factor of short-term outcome after starting hemodialysis in diabetic renal failure patients. Clin Nephrol, 55 : 109–114, 2001.
8) Hatada K, et al : Coronary artery diameter and left ventricular function in patients on maintenance hemodialysis treatment. Nephron, 80 : 269–273, 1998.
9) Asinger RW, et al : Clinical outcomes of PTCA in chronic renal failure : a case-control study for comorbid features and evaluation of dialysis dependence. J Invasive Cardiol, 13 : 21–28, 2001.
10) Gruberg L, et al : Clinical outcome following percutaneous coronary interventions in patients with chronic renal failure. Cather Cardiovasc Interv, 55 : 66–72, 2002.
11) Le Feuvre C, et al : Clinical outcome following coronary angioplasty in dialysis patients : a case-control study in the era of coronary stenting. Heart, 85 : 556–560, 2001.
12) Goodman WG, et al : Coronary-artery calcification in young adults with end-stage renal disease who are undergoing dialysis. N Eng J Med, 342 : 1478–1483, 2000.
13) Liu JY, et al : Risk of morbidity and mortality in dialysis patients undergoing coronary artery bypass surgery. Nothern New England Cardiovascular Disease

Study Group. Circulation, 102 : 2973–2977, 2000.
14) Hosoda Y, et al : Coronary artery bypass grafting in patients on chronic hemodialysis : surgical outcome in diabetic nephropathy versus nondiabetic nephropathy patients. Ann Thorac Surg, 71 : 543–548, 2001.
15) Hirakata H, et al：透析患者の脳血管障害に関する研究．長期慢性疾患総合研究事業(慢性腎不全)研究報告書，p49–54，1997．
16) Iseki K, et al : Clinical demographics and long-term prognosis after stroke in patients on chronic hemodialysis. The Okinawa Dialysis Study (OKIDS) Group. Nephrol Dial Transplant, 15 : 1808–1813, 2000.
17) Hata R : Effect of hemodialysis on cerebral circulation evaluated by transcranial Doppler ultrsonography. Stroke, 25 : 408–4412, 1994.
18) Naganuma T, et al：血液透析患者における無症候性脳虚血性病変．大阪透析研会誌，19：117–122，2001．
19) Fishbane S : Ankle-arm blood pressure index as a marker for atherosclerotic vascular diseases in hemodialysis patients. Am J Kidney Dis, 25 : 34–39, 1995.
20) Babazono T：血液浄化療法ハンドブック．（透析療法合同専門委員会編），p453–459，協同医書出版社，1998．
21) 糖尿病編集委員会編：糖尿病実態調査の概要(速報分)．糖尿病，41：325–331，厚生省，1998．
22) Rahman M, et al : interdialytic weight gain, compliance with dialysis regimen, and age are independent predictors of blood pressure in hemodialysis patients. Am J Kidney Dis, 35 : 257–265, 2000.
23) Coomer RW, et al : Ambulatory blood pressure monitoring in dialysis patients and estimation of mean interdialytic blood pressure. Am J Kidney Dis, 29 : 678–684, 1997.
24) Koch VH, et al : Ambulatory blood pressure monitoring of chronically dialyzed pediatric patients. Blood Press Monit, 4 : 213–216, 1999.
25) Covic A, et al : Ambulatory blood pressure monitoring in nephrology : focus on BP variability. J Nephrol, 12 : 220–229, 1999.
26) Luik AJ, et al : Blood pressure control and hemodynamic changes in patients on long time dialysis treatment, Blood Purif, 16 : 197–209, 1998.
27) Shimamoto K, et al : 透析患者における動脈硬化．大阪透析研会誌，19：103–109，2001．
28) Raggi P, et al : Cardiac calcification in adult hemodialysis patients. A link between end-stage renal disease and cardiovascular disease. J Am Coll Cardiol, 39 : 695–701, 2002.
29) Shoji T, et al : Atherogenic lipoprotein changes in the absence of hyperlipidemia in patients with end-stage renal disease. Atherosclerosis, 131 : 229–236, 1997.
30) Shoji T, et al : Intermediate-density lipoprotein as independent risk factor for aortic atherosclerosis in hemodialysis patients. J Am Soc Nephro, 19 : 1277–1284, 1998.
31) Hodis HN, et al : Intermediate-density lipoprotein and progression of carotid arterial wall intima-media thickness. Circulation, 95 : 2022–2026, 1997.
32) London GM, et al : Aortic and large artery compliance in end-stage renal failure. Kidney Int, 37 : 137–142, 1990.
33) Tamashiro M, et al : Significant association between the progression

of coronary artery calcification and dislipidemia iin patients on chronic hemodialysis. Am J Kidney Dis, 38 : 64–69, 2001.

34) Blacher J, et al : Influence of biochemical alterations on arterial stiffness in patients with end-stage renal disease. Arterioscler Thromb Vasc Biol, 18 : 535–541, 1998.

35) Zoccali C, et al : Plasma norepinephrine predicts survival and incident cardiovascular events in patients with end-stage renal disease. Circulation, 105 : 1354–1359, 2002.

36) Schindler R, et al : Effect of the hemodialysis membrane on the inflammatory reaction in vivo. Clin Nephrol, 53 : 452–459, 2000.

37) Kopple JD, et al : Effect of dietary protein restriction on nutritional status in the modification of diet in renal disease study. Kidney Int, 52 : 778–791, 1997.

38) Schoenfeld PY, et al : Assecment of nutritional status of the national cooperative dialysis study population. Kidney Int, 23 : 80–88, 1983.

39) Blacher J, et al : Carotid artery stiffness as a predictor of cardiovascular and all-cause mortality in end-stage renal disease. Hypertension, 32 : 570–574, 1998.

40) Blacher J, et al : Impact of aortic stiffness on survival in end-stage renal disease. Circulation, 99 : 2434–2439, 1999.

41) Guerin AP, et al : Arterial stiffening and vascular calcifications in end-stage renal disease. Nephrol Dial Transplant, 15 : 1014–1021, 2000.

42) Guerin AP, et al : Impact of aortic stiffness attenuation on survival of patients in end-stage renal failure. Circulation, 103 : 987–992, 2001.

43) Meaume S, et al : Aortic puls wave velocity as a marker of cardiovascular disease in subjects over 70 years old. J Hypertens, 19 : 871–877, 2001.

44) Shoji T, et al : Diabetes mellitus, aortic stiffness, and cardiovascular mortality in end-stage renal disease. J Am Soc Nephrol, 12 : 2117–2124, 2001.

45) Kosch M, et al : Acute effects of haemodialysis on endothelial function and large artery elasticity. Nephrol Dial Transplant, 16 : 1663–1668, 2001.

9 消化管疾患と動脈硬化の関わり

動脈硬化は，虚血性心疾患や脳血管障害，閉塞性動脈硬化症などを引き起こす基礎疾患で，これらとの関連性は様々な臨床的研究で証明されてきた．しかし，消化器疾患においては，動脈硬化との関連性を示唆する疾患は存在するものの（表 9–1），その客観的証拠を示す研究は少ないないように思われる．また，動脈硬化は加齢とともに進行するため，特に近年高齢化社会を迎えるにあたり，消化器疾患の診療においても動脈硬化を背景とするような疾患も増加してくることが予想される．高齢者患者の特徴として，全身の合併症，各臓器の予備能の低下，自覚症状が乏しいことなどから，しばしば重篤化する例がみられ，動脈硬化との関連を含め病態の正確な解明が必要であると考えられる．本稿では，消化管疾患と動脈硬化，特に消化性潰瘍と動脈硬化の関連を中心に概説したい．

1．動脈硬化とその診断

動脈硬化と総称されるなかには，大きく分けて３つの病変が含まれる．大動脈やそれから分岐する弾性型動脈などに好発し脂質沈着を伴う粥状硬化，筋型動脈の中膜に輪状に石灰化をきたす中膜石灰化硬化，小・細動脈壁の肥厚，

表 9–1　動脈硬化との関連が示唆される消化管疾患

消化性潰瘍
急性胃粘膜病変（AGML）
虚血性腸炎
腸間膜動脈閉塞症
非閉塞性腸間膜虚血（NOMI）
腹部アンギーナ

表 9–2　非侵襲的動脈硬化診断
（国立循環器病センター編著：循環器疾患の治療指針，第 2 版．p315–319，丸善，1997．より一部改変）

［1］　画像診断：診断の目的	
（1）	眼底：細動脈硬化，高血圧性変化，糖尿病性網膜症
（2）	単純XP：大動脈弓の突出，胸腹部の動脈の石灰化，蛇行，拡張，大動脈弓部横径／横隔膜部胸郭　横径
（3）	X線CT：石灰化率，壁肥厚狭窄率，壁肥厚石灰化狭窄率，動脈瘤
（4）	MRI：壁肥厚狭窄，潰瘍形成，動脈瘤，MRアンギオ
（5）	超音波断層：壁肥厚，プラークの数，広がり，厚さ，潰瘍，狭窄率
（6）	カラードプラ，血流状態，狭窄
（7）	RIアンギオ：臓器，血管の血流分布
（8）	RIシンチグラム：血流分布，血小板の血管壁での活性（血小板シンチ）
（9）	サーモグラフィー：血流に伴う温度分布
（10）	DSA：狭窄，閉塞，蛇行，拡張，壁不整
（11）	ゼロラジオグラフィー：メンケベルグ型石灰化，FHアキレス腱厚
［2］　生理機能検査（血管物性、血流動態）	
（1）	脈波伝播速度（PWV：大動脈等の血管物性の硬化性変化）
（2）	stiffness parameter β（超音波変位法）：頸，大動脈等の血管機能
（3）	超音波定量的脳血流測定：血流速，血管径，容積弾性率，血管抵抗
（4）	transcranial doppler法：頭蓋内血流計測
（5）	脈波，加速度脈波：指尖脈波等の血管壁特性，血液流動性
（6）	Ankle Pressure Index：閉塞性動脈硬化症の診断

内腔の狭小化をきたす細動脈硬化である．動脈硬化は一般に加齢に伴い進行する傾向があることは明らかであり，若年者に比べて老年者により強い．これは加齢に伴う動脈壁の膠原線維の増加が強く関与しているといわれている[1]．大動脈の内膜の肥厚はこの線維性分を主体としたもので特に内膜のびまん性肥厚が特徴的である．この内膜肥厚は生理的な加齢による変化のひとつと考えられるが，同時に心血管病変を有する場合はびまん性肥厚がより強いとも論じられている．また，内膜のびまん性変化は個人差が大きく，老人でもほとんど内膜肥厚を見ない人もまれにあることから，一般にこの内膜変化は単なる経年的な反応というより動脈硬化発生の一過程，つまり前粥状硬化性のものであるとするのが妥当と考えられている[2]．このように動脈硬化が単純に加齢に従い進行するといったものではなく，種々の危険因子の存在によりその進展は早まるものであり，動脈硬化自体，個体差が大きいものである．したがって，個々の症例においての動脈硬化度の評価が必要であることはいうまでもない．動脈硬化の非侵襲的診断法には，表 9–2 に示すように，眼底，超音波断層法，サーモグラフィー，DSA，脈波伝搬速度（pulse wave velocity：PWV）測定，脈波解析等がある[3]．我々は血圧脈波検査装置（フォルム PWV/ABI，日本コーリン社製）を用いることにより PWV の測定を行うことで，動脈硬化度の評価

を行っている．このPWV測定は，四肢の血圧，心音図，心電図を同時測定記録を行うことにより測定する．PTT（脈波伝播時間）を，上肢と下肢の脈波の立ち上がり・心音のⅡ音の立ち上がり・右上腕脈波の特徴点から算出したのちに，PWV=L（距離）/PTT（脈波伝播時間）を算出することによりなされる．このPWV測定は，非侵襲的であり短時間の測定で済み，また動脈硬化の進展度を反映することより，加齢に伴う動脈硬化度のよい指標となると考えられる．もちろんPWVが小—細動脈レベルでの動脈硬化を判断できるものではないが，高齢者の全身の動脈硬化度と潰瘍病変の関連を評価検討していくことが，PWVの測定により可能である[4)]．

2．消化性潰瘍と動脈硬化

消化性潰瘍の病因については，古くから様々な説，研究が報告され，近年 *Helicobacter pylori* 感染が消化性潰瘍の最も重要な発症因子であることが明らかになっている．しかし，*H. pylori* 感染が消化性潰瘍のすべてを説明しうるものではない．粘膜血流と消化性潰瘍の関連は *H. pylori* の発見以前から注目され，古くは19世紀にCruveilhier，Virchowにより粘膜血流が潰瘍発生の大きな因子のひとつであると提唱されている．河村ら[5)]は，切除胃において60歳以上の無病変胃，胃潰瘍，十二指腸潰瘍，陥凹型早期癌，隆起型早期癌計71例につき，胃動脈硬化度と疾患の関係について組織学的検討を行い，胃動脈硬化は大動脈硬化との間に相関関係が推測され，胃動脈硬化度は胃潰瘍で高度であったとしている．中村[6)]によれば，胃潰瘍に伴う炎症性変化の影響を避けるために病変から2 cm以上離れた部位における粘膜下の細動脈レベルの血管について検討したところ，血管内膜の肥厚が強く内腔の高度な狭小化と血栓形成がみられる高度な変化を来していたものが，胃潰瘍で33％，十二指腸潰瘍で11％であり，血管内膜の軽度肥厚と内腔の軽度狭小化を来している中等度の変化を来していた割合は，胃潰瘍で54％，十二指腸潰瘍で17％であったとしている．これらは，動脈硬化による血管脆弱性や消化管粘膜血流障害が生じることが，潰瘍発生や治癒遷延および易再発性に何らかの関連があることを示唆するものであろう．また，一方でOsawaら[7)]は *H. pylori* 感染が虚血性心疾患の独立した危険因子であると報告しており，これらは *H. pylori* 感染と動脈硬化，あるいは消化性潰瘍と動脈硬化の関連性を支持するものであると考えられる．最近では様々なmediatorを介した粘膜血流の低下が粘膜障害に関与していると考えられており，因果関係は複雑になっているが，その背景としての動脈硬化の関与を直接検討した報告は見あたらない．

近年高齢者人口の増加に伴い，疫学的にも高齢者の消化性潰瘍の増加が認められ，我々も高齢者の消化性潰瘍に多く遭遇するようになり，そのなかで動脈硬化との関連が示唆されるような症例も散見している．我々の経験したその発生に動脈硬化に伴う血流障害の関与が示唆された症例を紹介する．症例は79歳の女性で，心窩部痛・背部痛・嘔気・嘔吐を主訴に近医を受診．内服治療を受けるも改善せず，1週間後の血液検査で肝障害を認めたため，当科紹介入院となった．肝胆道系酵素の上昇は総胆管結石症によるものであり，入院後，経内視鏡的にバルーンによる乳頭拡張術を行い，内視鏡的排石治療を行った．この際の内視鏡時に，十二指腸球部小弯から副乳頭にかけてに白苔を有する長軸方向に縦長の潰瘍病変の存在を確認．絶食とH2RAの経静脈的投与にて速やかな潰瘍治癒がみられ，約2週間後の内視鏡ではほぼ瘢痕治癒に至っていた．全身の動脈硬化度の評価目的に，PWVの測定を行ったところ，上腕—足首脈波伝達速度（brachial-ankle PWV）が2,475 cm/secと高値であり，著明な動脈硬化の存在が示唆された．なお，ankle-brachial index（ABI）は右1.07，左1.03と正常であった．この症例では，逆流性食道炎に対してプロトンポンプ阻害薬の内服中に生じた十二指腸潰瘍であること，縦走する傾向のある縦長の潰瘍病変であること，発生部位などから，何らかの機序による虚血性変化に伴う潰瘍であることが示唆された．実際に行ったPWVの測定で著明な動脈硬化が存在することより，全身の動脈硬化とこの虚血性変化との関連性が示唆された．本症例のように部位，形状や，背景などが一般的な消化性潰瘍と異なる症例のなかには，動脈硬化などの虚血性変化が関与する症例が存在すると考えられる．

3．急性胃粘膜病変

急性胃粘膜病変（acute gastric mucosal lesion：AGML）の原因は，薬物性，アルコール性，ストレス，あるいは慢性疾患や臓器不全に続発するものなど多岐にわたる．その機序は胃粘膜防御機構の破綻が主因であると考えられているが，NSAIDやアルコール，ストレスなどによるAGMLは胃粘膜血流障害がみられ，病理学的にも虚血性胃炎に相当するとされる．また中枢神経障害や熱傷，ショックなどに続発するAGMLは胃粘膜虚血が主因であると考えられており[8]，動脈硬化の存在がその発症もしくは増悪因子となりうることが推測される．

表 9–3　虚血性腸炎の発症要因

血管側因子
動脈硬化
血栓・塞栓
血管炎
微小血管の攣縮
血圧低下など
腸管側因子
腸管内圧の上昇（便秘，下痢）
腸管運動亢進による酸素要求量の増大
腸内細菌など

4．虚血性腸炎

虚血性腸炎は，大腸の血流が何らかの原因によって傷害されることにより引き起こされる腸管障害である．本症は，動脈硬化をはじめとする血管側因子と，腸管側因子が相互に関与し発症すると考えられている（表 9–3）[9]．

発症年例については中高年に多くみられ，宮田ら[10]の 336 例の集計では 60 歳代，吉田ら[11]の報告にても 70 歳代にピークがあったとされ，様々な発症因子の中でも加齢に伴って生じる動脈硬化などの関与が大きいことが推察される．一方で基礎疾患のない若年者の発症例も少なくないため，必ずしも全症例で動脈硬化が関与しているわけではない．PWV など比較的簡便で非侵襲的な動脈硬化度の評価が可能となり，今後さらに病態が明らかになるものと思われる．

5．腸間膜動脈閉塞症，非閉塞性腸間膜虚血

腸間膜動脈閉塞症とは，腸間膜内主幹動脈の急性閉塞によりその支配域の腸管に循環障害（虚血・梗塞性変化）をきたす疾患群である．これらは上腸間膜動脈の粥状硬化を基盤とした血栓による閉塞（腸間膜動脈血栓症）と，心房細動や弁膜症などの心内血栓，あるいは大動脈の粥状片の脱落などに由来する塞栓による閉塞（腸間膜動脈塞栓症）とに分けられる[12]．さらに腸管に不可逆性の虚血性変化をもたらしながら，その支配動静脈に閉塞性変化を認めない病

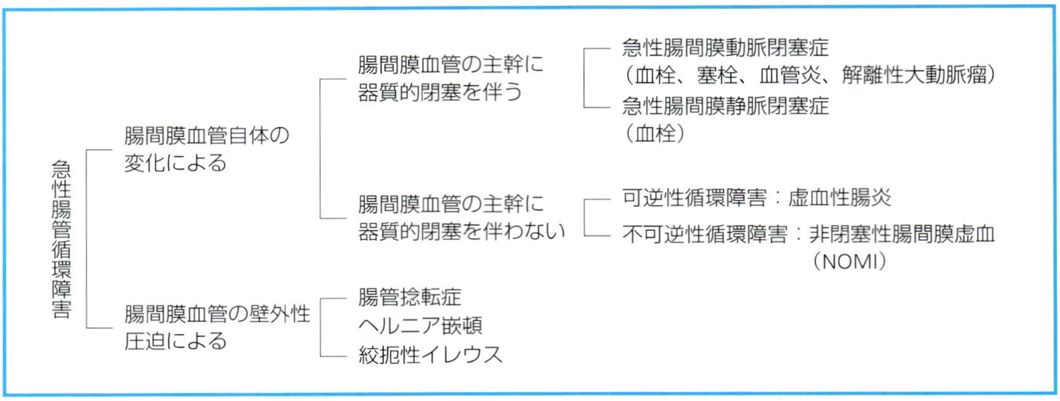

図 9–1　急性腸管循環障害の分類
（和田信昭ら：急性腸間膜動脈血栓症，塞栓症，腸間膜静脈血栓症．臨消内科，10：489–499，1995．より一部改変）

態，非閉塞性腸間膜虚血（non-occlusive mesenteric ischemia：NOMI）も知られており，前述の虚血性腸炎より高度な循環障害から，腸管の全層性壊死に至ると考えられる（図 9–1）[13]．

臨床的には，激しい腹痛にもかかわらず腹膜刺激症状を欠くなど腹部所見に乏しく，通常の X 線や血液検査では診断は困難であり，しばしば腸管壊死の進行や腸内細菌の血中移行による敗血症の合併から予後は不良で，Mishima[14] のわが国の 162 例の集計によると，死亡率は 65.4％となっている．本疾患群は比較的まれな疾患群であるが，高齢者人口の増加に伴い今後増加が予想され，特に動脈硬化に関連した基礎疾患を有する高齢者の急性腹症の原因のひとつとして念頭に置かなくてはならない．

6．腹部アンギーナ

腹部アンギーナは，腹腔動脈，上腸間膜動脈，下腸間膜動脈の慢性狭窄ないし閉塞に伴い，支配領域腸管の運動亢進により腸管の相対的虚血が生じ，腹痛を主とする消化器症状をきたす症候群である．狭心症や閉塞性動脈硬化症と類似の病態であると考えられ，病因も動脈硬化に伴うものが多い．本症は経過中に急性閉塞を併発し，前述のように広範な腸管壊死をおこす危険性が高く，早期に血行再建術（バイパス術，血栓内膜摘除術，経皮的血管形成術）を行うのが望ましいとされる[15, 16]．本症の確定診断には動脈造影が必要であるが，その前段階として全身的な動脈硬化度の評価として PWV の測定が簡便で有用と考えられる．

［中澤　克行・熊倉　泰久・菅野　健太郎］

文　献

1) Andretti L, et al : Aortic connective tissue in ageing. Angiology, 36 : 872–879, 1985.
2) Tracy RE, et al : Nephrosclerosis and aortic atherosclerosis from age 6 to 70 years in the United States and Mexico. Virchow Arch A Pathol Anat Histopathol, 420 : 479–488, 1992.
3) 国立循環器病センター編著：循環器疾患の治療指針，第2版．p315–319，丸善，1997．
4) 熊倉泰久ら：動脈硬化と消化性潰瘍．老年医学，39：1243–1246，2001．
5) 河村　奨ら：胃疾患と動脈硬化．日消病会誌，75：639–649，1978．
6) 中村紀夫：消化管血流の研究6．（消化器血流研究会編），p117–140，メディカルトリビューン，1990．
7) Osawa H, et al : *Helicobacter pylori* infection and coronary heart disease in Japanese patients. Cardiology, 95 : 14–19, 2001.
8) 房本英之：急性胃粘膜病変（AGML）．日内会誌，83：1271–1276，1994．
9) 押谷伸英ら：虚血性大腸炎の診断．臨消内科，10：1641–1647，1995．
10) 宮田潤一ら：虚血性大腸炎—本邦336例の検討．大腸肛門誌，38：784–789，1985．
11) 吉田　豊ら：虚血性大腸炎の疫学．臨消内科，3：1109–1114，1988．
12) 和田信昭ら：急性腸間膜動脈血栓症，塞栓症，腸間膜静脈血栓症．臨消内科，10：489–499，1995．
13) 大村健二：別冊日本臨床　領域別症候群11　腹膜・後腹膜・腸間膜・大網・小網・横隔膜症候群．p249–252，日本臨床社，1996．
14) Mishima Y : Acute mesenteric ischemia. Jpn J Surg, 18 : 615–619, 1988.
15) 古山正人ら：別冊日本臨床　領域別症候群11　腹膜・後腹膜・腸間膜・大網・小網・横隔膜症候群．p260–263，日本臨床社，1996．
16) 仁瓶義郎ら：慢性腸間膜虚血．臨消内科，10：501–507，1995．

10 腹部血管と動脈硬化

わが国における生活様式の変化や人口の高齢化に伴って，生活習慣病ともいわれる脳梗塞，心筋梗塞，糖尿病などの血管に起因する疾患の発症が極めて顕著になってきている．国民衛生の動向によると心疾患，脳血管疾患は悪性新生物に次いで第2位，第3位の死因となっている．動脈硬化はこれらの疾患の重要な原因のひとつとなるものである．消化器疾患の分野においても動脈硬化との関わりを強く示唆する疾患が存在する．しかし，これまで動脈硬化を客観的にまた正確に評価する手段が少なく，特に消化器疾患の分野においては実際にどの程度の動脈硬化が存在し，疾患の発症に関与しているかという診断は明確になされていないのが現実である．

最近，非侵襲的でなおかつ身体のあらゆる部位における動脈硬化の程度を血管の硬さから測定することが可能な装置が開発された．

消化器疾患領域においても，生活習慣病との関わりが注目されてくることが今後大いに予想され，腹部血管を含めた全身の動脈硬化を評価することが重要なポイントとなると考えられる．

1．動脈硬化の診断法

動脈硬化の評価には，これまでに種々の手段が実施されているが，まず最初に行うことは患者の詳細な病歴を聴取することである．すなわち，高血圧，糖尿病，高脂血症などの疾患を合併していないかということである．タバコやアルコールなどの嗜好品や，高脂肪食の過剰摂取に代表される食生活の偏りや肥満などからリスクファクターを確認すること，血液検査の異常値，特に脂質系の異常を指摘することも大切である．また，極端な社会的ストレス下におかれていないかも問診にて確認する必要がある．現在，30歳以下の日本人の血中脂質はアメリカ人よりも高いとの報告もみられる．動脈硬化が存在したとしても，一般的には自覚症状を欠いていることがほとんどである．

一般的な身体所見観察の際にも，その診断の手助けとなる所見がある．すなわち，血圧の左右差の有無や，頚動脈雑音の有無，腹部大動脈蛇行の触知などはその代表的なものであろう．

非侵襲的な画像検査法として，単純X線写真や単純CT撮影があげられる．これらの検査では，血管の石灰化の有無を確認することができる．造影CTやMRI検査では血管の狭窄の程度も把握することができる．造影ヘリカルCTによって腹部大動脈の動脈硬化を検討した報告がある[1]．この報告では，画像から腹部大動脈の走行異常，動脈壁の壁肥厚，石灰化の程度をスコア化することで，動脈硬化の程度を評価している．ヘリカルCTを用いたmultiplanar reconstruction（MPR）法では，任意の断面を描出できることや，実際の撮像時間が極めて短時間で済むことなども評価の利点としてあげている．MRIは，任意の断面で観察が可能ではあるが血流の拍動によってアーチファクトを生じやすい点や撮像に時間がかかる点で，ヘリカルCTに比べ有用性にかけるかもしれない．また，体外式の超音波装置を用いたり，パルスドップラー法を併用することで，やはり血管の狭窄の程度や血流の程度をみることができる．しかし，腹部血管に限ってその描出率を検討した場合，肥満体型や腸管のガスが影響する場合には，十分とはいえない．これまでの報告では，18—29％で血流の評価が困難であるとされる[2,3]．血液検査によって腹部大動脈の程度を評価する試みとして，血中HGF濃度の変動をみた検討があり，腎動脈分岐部大動脈から両側大腿動脈までの動脈硬化性病変の存在に有意に関連し増加するとされる[4]．

一方，侵襲的な検査ではあるが，血管の状態を詳細に把握するのに最も適しているのは血管造影検査であり，血管の虚血性疾患を診断するためのゴールドスタンダードといえる．この方法によって血管の狭窄の程度や，その範囲あるいは閉塞部位などを確認することができる．しかし，スクリーニングにて動脈硬化の程度を評価するという点では，あまりにも侵襲が大きく，何らかの疾患が疑われそのための精密検査，確定診断をつけるための検査として位置付けられる．さらに血管内視鏡検査や血管内超音波検査などもあるが，検査内容や手技が極めて特殊であり限られた施設で実施されるもので，一般的ではない．これらの方法は血管の動脈硬化性変化に対する精密な検査ではあるがその定量化といった視点からみた場合，簡単な方法であるとはいい難い．

現代人の全てにその危険性があるともいわれる動脈硬化の有無や程度を簡便に，しかも正確に評価できるようにすることが，動脈硬化症への関心を強くし，ひいては心筋梗塞や脳梗塞さらに，消化器病領域における動脈硬化関連疾患などの予防へと繋がっていくはずである．健康診断などにおいて，動脈硬化の程度が定量的に評価できることが最も望ましいと思われる．

最近，脈波伝播速度（pulse wave velocity：PWV）を測定することによっ

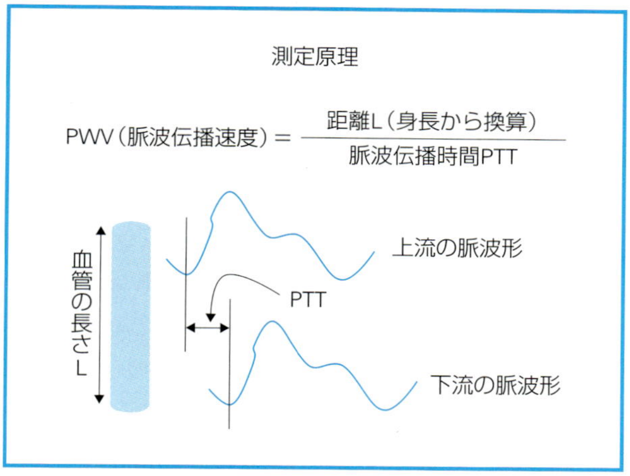

図 10–1　PWV の測定

て，動脈の硬さから動脈硬化の程度を客観的に診断できる装置が日本コーリン社によって開発された．本装置は，ankle branchial index（ABI）も同時に測定することが可能であり，アテローム性動脈硬化による狭窄や閉塞を判断し，閉塞性動脈硬化症の診断にも適している．この検査法によってスクリーニングを行い，隠れた動脈硬化を指摘することで，更なる精密検査に進むのがよいと思われる．本装置による測定法の特徴として，被検者はベッド上に臥位で安静にし，四肢にマンシェットを巻き，そ径部にセンサーをあてるだけでよく，測定時間は 10 分もあれば終了する．本装置では，図 10–1 に示すような換算式をもとに身体各部位の PWV を測定することができる．腹部血管に焦点を絞れば，心臓から大腿動脈の hfPWV 値を評価するのがよいであろう．

2．動脈硬化の発症要因

動脈硬化症には，①粥状硬化症，②メンケベルグ型硬化症，③細小動脈硬化症，の 3 種類がある．①は血管の内膜が肥厚し狭窄を起こすタイプで，②，③は中膜の非薄化が生じて血管が硬化していくタイプである．その成因には諸説あるが，Russel Ross によって提唱された傷害反応仮説が現在最も指示されている．血管壁の内皮細胞傷害に伴って，macrophage-colony stimulating factor（M–CSF）や platelet-dereived growth facter（PDGF）が放出されて壁細胞の病的反応を引き起こすことが，動脈硬化発症の原因になるとされる．種々のストレスによって発生したフリーラジカルが LDL を酸化して酸化 LDL となり，これが単球やマクロファージの血管内皮下への遊走を刺激したり，両者を血管壁外にとどめる働きを持つといわれる．さらに，酸化 LDL のリゾレシチンが内皮細胞を障害することが粥状硬化症の発症に関与しているともいわれている．

近年，心血管イベントを合併する患者において，*Helicobacter pylori* や *Chlamydia pneumoniae*，サイトメガロウイルス，単純ヘルペスウイルスの感染率が健常者に比べて高く，動脈硬化とこれらの細菌やウイルス感染の関与が示唆されるという興味深い報告が散見されるようになった．*H. pylori* や *C. pneumoniae* とヒトのもつ heat shock protein が類似した塩基配列をもつことから，自己免疫応答が生じ動脈硬化の発症に繋がるという考え方や，*C. pneumoniae* に関しては実際の剖検例において，身体各部位の動脈の粥状硬化部位から直接菌体が検出されたとの報告が多数ある[5–9]．本来，無菌状態であると考えられていた動脈内の粥状硬化部位に細菌が存在しているという事実は極めて興味深いことである．動脈硬化が一種の感染症であるとすれば，今後の動脈硬化の概念を変えていくかも知れない．しかも，1850 年代に Virchow が炎症説を唱えていた．

Marek 病は，ニワトリの全身の血管に動脈硬化性変化を引き起こす疾患で，ヘルペスウイルスの感染が原因といわれている．この Marek 病に対するワクチンを投与することにより，ニワトリの動脈硬化が予防できることも観察されている．先に述べたフリーラジカルとの関係を考えると，感染によるストレスでマクロファージが活性化されることでフリーラジカルの産生が惹起され，動脈硬化が促進されている可能性は否定できない．感染症であれば，抗生剤やワクチンの開発によって，動脈硬化やそれにつづいて発症すると考えられている疾患の予防に繋がる可能性も出てくる．

心血管イベントを合併する患者において報告されているこの感染が，消化器疾患において同様に認められるか否かは今のところ明らかではない．しかし，本来胃に特異的に存在する *H. pylori* は胃潰瘍，十二指腸潰瘍の再発の原因として，現在では除菌療法が確立されるまでに至った．それ以外に動脈硬化と関連性があるということは，今まで消化器疾患の中で動脈硬化関連性疾患と考えられていたものにおいても，*H. pylori* の感染率が高いという可能性もある．また，動脈硬化とは関係ないであろうと考えられていた消化器疾患においても今一度再検討する必要があるかも知れない．

我々の施設において PWV 測定装置を用いて健常者の hfPWV 値を測定した．その結果 hfPWV を従属因子として，動脈硬化に関与すると考えられる様々な因子や *H. pylori* 感染の有無をそれぞれ独立因子とし，ロジスティック回帰にて多因子解析を行ったところ，年齢，*H. pylori* 感染，性の順で hfPWV 値と強い関係にあることを認め，それぞれのオッズ比は，37.27，7.75，2.96 で，p 値はそれぞれ 0.0002，0.01，0.03 であった．この関係は全身の血管の動脈硬化を反映する baPWV 値との間では明らかなでなく，腹部血管の動脈硬化を反映する hfPWV に特徴的な所見である可能性が示唆されている．今後さらに検討を行う予定である．

3．腹部の動脈硬化関連疾患

動脈硬化と強い関係があるといわれる疾患として，代表的なものには心筋梗塞や脳梗塞があげられる．これらの疾患は，粥状硬化症によって引き起こされる．動脈硬化は全身の動脈のどこにでも生じるが，最も発症頻度が高いのは腹部大動脈から総腸骨動脈にかけての部位であるといわれており，その原因として同部位の血流速度が，他部位に比べて遅いためと考えられている．

消化器疾患と動脈硬化の関係を考える場合，腸管の血行を支配する腹腔動脈，上・下腸間膜動脈を念頭におく必要がある．これらの血管における動脈硬化性変化は，種々の消化器疾患を誘発する原因となりうる．動脈硬化による腸の血行障害には閉塞性と非閉塞性さらにその範囲から，広範囲と局所性に分けることができる．閉塞性で広範囲な傷害の代表として急性上腸間膜動脈閉塞症が，非閉塞性で局所的なものには虚血性腸炎があげられる．急性腸間膜動脈閉塞症の患者の27.7％に粥状硬化症が全身に認められ，その発症に大いに関与していると報告されている[10)]．本症は，急性腸間膜塞栓症と急性腸間膜血栓症に大きく分けられ，血栓による閉塞は上腸間膜動脈起始部に頻度が高い．突然の強い腹痛で発症する疾患であるが，初期の腹部所見として明らかな腹膜刺激症状が認められないこともひとつの特徴とされる．血管造影法が必須の診断法であるが，発症初期の他疾患との鑑別が困難な場合も多い．死亡率も63％に及ぶとされ，極めて重篤な疾患である．

慢性の腸間膜虚血は腹部アンギーナとよばれる．腸管の虚血性疾患の約5％に認められる[11)]．比較的女性に多くみられる．また，本症の52％が動脈硬化を原因としているといわれている[12, 13)]．動脈硬化性変化は，腹腔動脈起始部や上腸間膜動脈の起始部に限局することが多い．①食後の上腹部痛，②体重減少，③便通異常を3主徴とする．食後20分から30分に痙攣性の腹痛が生じ，3時間程度持続する．そのために食事恐怖症となる場合もある．治療として有効な薬物がなく，突然に急性動脈閉塞を来し，広範な腸管壊死に陥る危険性もあり得る．

虚血性大腸炎は，1963年にBoleyら[14)]が腹痛，下血を主訴とした可逆的な血管閉塞に基づく大腸病変を最初に報告し，その後1966年にMarstonら[15)]によって同様の症例が虚血性大腸炎（ischemic colitis）として報告された．わが国における虚血性大腸炎の報告は1972年豊島ら[16)]によるものが最初であるが，本症の概念の普及と人口の高齢化に伴い，急速に増加する傾向にある．

全大腸疾患のうち，本症は約 1.5％であるが，武藤ら[17]によると大腸内視鏡検査症例における発見率は 1.3％，一方，棟方ら[18]は注腸検査における発見率は 0.24％と報告している．好発年齢は 60—70 歳代で，60 歳以上の症例が約 60％を占めている．性差はないが，若年者は女性に多い傾向が認められる．

発症の機序として考えられているのは全身的要因と局所的要因からなる腸管壁内の微小循環障害である．全身的要因としては，心不全，ショック，高血圧，糖尿病，シギタリス中毒，DIC など脈管に系統的な変化を来すものがある．一方，局所要因には脈管側と腸管側因子があり，脈管側因子として動脈硬化，血栓，血管の攣縮，外傷，動脈瘤などがあり，腸管側因子として便秘や下痢による腸管内圧の上昇や蠕動亢進に伴う平滑筋の痙攣，腸内細菌の変化などがある．これらの因子が複雑に絡み合って腸管壁内の循環不全状態が惹起されて発症すると考えられている[19]．

治療には，狭義の虚血性大腸炎では安静，絶食，補液などの保存的治療が原則である．二次感染が疑われる場合以外は薬剤性腸炎との鑑別を困難にするため抗生剤は原則として使用しない．狭窄型は，病変の回復が遷延する場合や腸管の狭窄症状が出現した場合には手術を検討するべきである．

腸間膜血管の動脈硬化の発生頻度を検討した Reiner ら[20]の報告によると，上腸間膜動脈に最も高頻度に動脈硬化が認められ，つづいて脾動脈，腹腔動脈，下腸間膜動脈の順であったとしている．日本コーリン社によって開発された測定装置は，身体の各部位の PWV を測定することが可能であることは先に述べたが，腹部血管に関連した動脈硬化の程度を評価する場合，hfPWV（心—大腿動脈間）値を確認し参考にするとよいであろう．

消化管虚血性疾患の発症因子として脈管側因子（特に動脈硬化）があることは，これまでに述べた報告からも明らかであり，我々の施設においても，虚血性大腸炎に関する検討で虚血性大腸炎の有無を従属因子として種々の独立因子との間で多因子解析を行ったところ，hfPWV 値は p 値 0.003 であった．この結果から，hfPWV 値の高値が虚血性大腸炎の危険因子のひとつであると考えている．本装置を用いた動脈硬化度の評価は今後疾患発症の予測に役立つと思われる．ただし，本装置で末梢の細血管を詳細に評価することは現段階では困難であること，虚血性腸疾患における血管の閉塞や狭窄が，大血管では比較的少ないことなどから，実際に発症してからの有用性は今のところ明らかではない．しかし，このような動脈硬化関連疾患を，今後いかに防いでいくかといった予防医学の点から考えた場合，そのきっかけを掴むための役割としての存在意義は極めて大きいと思われる．

おわりに

動脈硬化に関して，その検査法や発症の原因，さらに腹部血管の動脈硬化が原因と考えられる消化器疾患について述べた．動脈硬化は，それ単独では自覚症状を認める可能性は極めて少なく，動脈硬化が原因となって種々の疾患が発症した場合に初めて様々な症状を呈してくる．しかも，その多くが臓器の虚血性変化を起こすため，時に死と直結する可能性すらある．これらの疾患の発症を減らすためには，やはり動脈硬化の発症や進展を未然に防ぐことが第一であると考えられる．

今回紹介した日本コーリン社によって開発された装置は，極めて簡便に，しかも客観的に動脈硬化の程度を評価することが可能である．その点から無自覚のころから動脈硬化の危険性を指摘し，患者に生活習慣の改善などを促していくことができる．実際，心疾患領域では冠動脈の粥状硬化症が，生活習慣の改善（低脂肪食の摂取，禁煙，ストレスからの解放，適度の運動）によって薬剤を使用することなく改善することができる可能性も示唆されている．

先に述べたように消化器疾患においても，動脈硬化に関係するとされる疾患が多く存在する．これらの疾患は，高齢化，欧米スタイルの食生活などが益々進むと考えられるわが国において，今後確実に増加してくるであろう．腸管の虚血性変化は，広範囲の切除術を余儀なくされる場合も多く，また時に発症の時点から確定診断に至るまでに時間がかかる場合もあり，他臓器の虚血性疾患同様，生命を脅かす危険性がある．

PWV 値測定による腹部血管の動脈硬化の評価によって各疾患の検討を行い，それぞれの傾向が明らかとなれば，患者に対して強く疾患発症の危険性をよびかけることが可能となる．今後積極的にスクリーニングとして動脈硬化の評価が実施されることが望ましい．

［小林　隆・芳野　純治・乾　和郎・若林　貴夫
永田　正和・小田　雄一・中澤　三郎］

文　献

1) Gong Honghan, et al：加齢に伴う腹部大動脈の動脈硬化性変化について：造影ヘリカルCTによる検討．大阪医大誌，56：1–7，1997．
2) Moneta GL, et al : Mesenteric duplex scanning : A blinded prospective study. J Vasc Surg, 17 : 79–86, 1993.
3) Mallek R, et al : Duplex doppler mesenteric artery : Comparison with intra-atrial angiography. J Ultrasound Med, 12 : 337–342, 1993.
4) 古川善郎ら：血中HFG濃度は腹部大動脈・大腿動脈硬化性病変の指標となる．脈管学，40：727，2000．
5) Shor A, et al : Detection of Chlamydia pneumoniae in coronary arterial fatty steaks and atheromatous plaques. S Afr Med J, 82 : 158–161, 1992.
6) Kuo CC, et al : Chlamydia pneumoniae (TWAR) in coronary-arteries of young-adults (15-34 years old). Proc Natl Acad Sci, 92 : 6911–6914, 1995.
7) Kuo CC, et al : Detection of Chlamydia pneumoniae in aortic lesions of atherosclerosis by immunocytechemical stain. Arterioscler. Thromb, 13 : 1501–

1504, 1993.
8) Maass M, et al : Endovascular presence of Chlamydia pneumoniae in patients with hemodynamically effective carotid artery stenosis. Angiology, 48 : 699–706, 1997.
9) Kuo CC, et al : Detection of Chlamydia pneumoniae in atherosclerotic plaques in the walls of arteries of lower extremities from patients undergoing bypass operation for arterial obstruction. J Vasc Surg, 26 : 29–31, 1997.
10) Mishima Y : Acute mesenteric ischemia. Jpn J Surg, 18 : 615–619, 1988.
11) Boley SJ, et al : A new provocative test for chlonic mesenteric ischemia. Am J Gastroenterol, 86 : 888–891, 1991.
12) Petrovsky BV, et al : Diagnostic investigation and special tratment of chlonic abdominal ischemia. International Angiology, 7 : 214–218, 1988.
13) McAfee MK, et al : Influence of complete revasculization on chlonic mesenteric ischemia. Am J Surg, 164 : 220–224, 1992.
14) Boley SJ, et al : Reversible Vascular occlusion of the colon. Surg Gynec Obstet, 116 : 53–60, 1963.
15) Marston A, et al : Ischemic colitis. Gut, 7 : 1–15, 1966.
16) 豊島　宏ら：schemic colitisの1例．臨床外科，27：569–571，1972.
17) 武藤徹一郎．炎症性大腸疾患のスペクトル．p107–124，医学書院，1986.
18) 棟方昭博ら：大腸疾患．Geriatr Med，26：1853–1857，1988.
19) 横山幸生ら：虚血性大腸炎．臨消内科，6：1109–1118，1991.
20) Reiner L, et al : Anatomic aspects of mesenteric arteriosclelosis : from Boley ; Vascular disorders of the intestine 1st ed. p43, Appleton Century Crofts, 1971.

11 胃運動と動脈硬化

日本人は平均寿命が男女とも世界一となり，25年後には65歳以上の高齢者人口の比率が総人口の26.5％になると予測されている．消化器臓器は他臓器に比べて加齢による変化を受けにくいとされてきたが，急速な高齢化社会を迎えて，加齢による肉体的変化や各種ストレスを受ける機会が多い高齢者に消化管疾患の増加が問題となってきた．

内視鏡検査の発達・普及や強力な胃酸分泌抑制薬により胃癌や消化性潰瘍などの器質的病変の早期発見・早期治療が可能になってきたが，消化管運動機能障害による食欲不振や膨満感などの腹部症状を訴える患者も増加している．

加齢による消化管の器質的変化としては消化管壁や粘膜の萎縮，壁在神経叢の減少などがみられ，それらと関連して嚥下障害，食道痙攣，胃排出遅延，胃液・消化管ホルモン分泌異常，消化吸収障害，便通異常などの機能的変化が認められる．

高齢者は食欲低下や腹部膨満感などの消化管運動機能低下による症状を訴えることが多く，何らかの原因で食事摂取が不十分になると，容易に栄養状態が低下する．低栄養状態は免疫力低下を引き起こし，合併症が誘発されやすく，さらに全身状態が悪化する．高齢化社会における Quality of Life を維持するためには健全な食生活の存続が大切であり，そのためには消化管運動機能が重要な役割を演じると思われる．

高齢者の疾患の特徴は複合臓器障害であり，消化管と他臓器との間にも種々の相関が見られる[1]．生活環境の変化に伴い，糖尿病や高脂血症などの生活習慣病が増加しており，動脈硬化性疾患の合併頻度も高くなっている．「ヒトは血管とともに老いる」といわれるように，「ヒトの老化」は「血管の老化」を伴い，脳や心臓に重大な影響を与えることはよく知られている[2]．大動脈壁硬化の進展は冠動脈硬化に先行する傾向がある[3]ことから，大動脈硬化は消化管領域の動脈硬化にも何らかの関連があると思われ，消化器症状発現や消化管運動機能異常にも関係してくることが推測される．本稿では，高齢者における胃運動機能と動脈硬化との関連について解説する．

1．胃運動機能測定法（胃電図法）

胃運動の測定法としては，胃内圧測定法などが用いられているが侵襲的検査で高齢者への負担も大きい．近年，胃平滑筋からの電気信号のみを選り分け，増幅して記録することが可能となり，腹壁から経皮的に胃電気活動を記録することにより胃運動を推測する非侵襲的な検査法（胃電図）の臨床応用が始められた[4, 5]．胃平滑筋から発生する周期的な電気活動（electrical control activity）が胃体上部大彎側付近の pace maker から 1 分間におよそ 3 回の割合（3 cpm）で幽門側へ伝播していくことが判明している[6]．この電気活動が実際に胃の収縮運動を反映しているかどうかは不明であるが，電気的（周波数）リズムの異常がおこれば，胃運動機能が障害され，その結果として胃排出時間が遅延することが推察される．加齢と胃電気活動の相関に関してはまだ十分に立証されていない．

2．胃排出時間測定法（^{13}C-acetate 呼気試験）

胃排出時間の測定には，ラジオアイソトープ法やアセトアミノフェン法などが用いられているが，放射線被曝や薬物副作用の問題も無視できない．最近，安定同位元素（非放射性）である ^{13}C で標識した物質（acetate や octanoic acid）を経口摂取し，十二指腸で吸収・代謝された後，呼気中に排出された $^{13}CO_2$ の濃度を測定することにより，間接的に胃排出時間が測定できる呼気試験法（^{13}C-acetate 呼気試験）が用いられるようになった[7]．^{13}C-acetate は胃では全く吸収されないため，胃から排出され，十二指腸で吸収された後，代謝されて最終的に $^{13}CO_2$ となる．呼気中に排出された $^{13}CO_2$ 濃度が最高値となる時間を比較することにより胃排出時間を間接的に測定するものである．胃排出能は加齢に伴い遅延することが知られており[8]，その原因として高齢者では胃幽門前庭部の筋組織の変化や胃体部の圧減少などが考えられている[9]．

3．動脈硬化測定法（大動脈脈波測定法）

動脈硬化の進展を非侵襲的に評価する方法には，超音波断層法など画像で評価する方法があり，精度の高い画像診断が可能であるが，診断技術に熟練を要する．一方，生理機能から評価する方法としては脈波伝播速度（pulse wave velocity：PWV）測定法がある．簡便で操作が容易であり，かつ精度と再現性にも優れており，健診にも取り入れられ，注目されている検査法である[10]．血管壁が硬くなるほど心臓から押し出された血液により生じた拍動（脈波）の伝わり方が速くなるという原理を応用したもので，体の2カ所で脈を測ることにより脈波が血管を伝わるスピードを計測して血管壁の硬さを推測するものである[11]．高齢者ほど大動脈脈波伝播速度が速くなることはよく知られている[12]．加齢に伴う大動脈壁のエラスチン減少や構造変化，コラーゲン増加などが原因と考えられている[13]．

4．胃電図，^{13}C-acetate 呼気試験および大動脈脈波同時測定による胃運動機能の検討

著者らは，腹壁から経皮的に胃固有の規則的な電気活動（3 cpm 波）を記録することにより胃運動を推測する非侵襲的な検査法（胃電図）および呼気中に排出された ^{13}C 標識物質（$^{13}CO_2$）の濃度を測定することにより間接的に胃排出時間が測定できる呼気試験法（^{13}C-acetate 呼気試験）に加えて大動脈脈波伝播速度（hfPWV）を計測することにより大動脈壁硬化を推測できる動脈波測定を同一患者に対して同時に行った．高齢者にも安全に行える非侵襲的検査法であり，胃電気活動の変化と胃排出時間との関係および大動脈壁硬化との関係が検討可能となった．消化器疾患や腹部症状を有しない40歳以下の健康ボランティア（若年者群8人，平均年齢34.4±3.6歳），60—74歳までの高齢者（前期高齢者群6人，平均年齢66.2±2.0歳），75歳以上の高齢者（後期高齢者群10人，平均年齢80.3±0.9歳）を対象に，加齢や動脈硬化が胃運動機能に及ぼす影響について比較検討した．なお，高血圧症，慢性呼吸器疾患，糖尿病などの代謝性疾患やパーキンソン病などの神経性疾患合併者は対象から除外した．

食前期の平均周波数は，若年者群2.66±0.12 cpm，前期高齢者群2.37±0.27 cpm，後期高齢者群2.28±0.14 cpmと加齢に伴い低下傾向にあった．一方，食前期に対する食後期の3 cpm波出現頻度比は，若年者群1.14±0.04，前期高齢者群0.91±0.11，後期高齢者群0.80±0.09と加齢に伴い有意に低下していた（図11–1）．健常者では食後に3 cpm波の出現頻度が増加することが報告されている[4, 14]が，これは，胃内へ食物が流入することにより，蠕動運動を開始するためのpace makerからの電気活動が活発になるためと推測される．一方，高齢ラットではAuerbach神経叢の変性や減少など，自律神経系の機能低下が認められており[15]，人間においても同様の機序により高齢者では食後期に3cpm波出現頻度が低下することが推察された．健常人では食事摂取後のピーク周波数の振幅は持続的に増加する[16]．この振幅増加は，空腹期

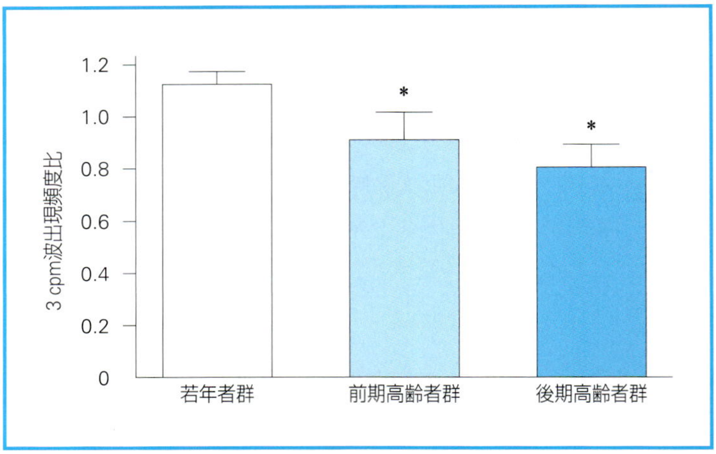

図 11–1　空腹期に対する食後期の 3 cpm 波出現頻度の比
前期高齢者群および後期高齢者群は若年者群に比べ有意に低値であり，高齢者群では胃蠕動運動低下が示唆された．*p<0.05

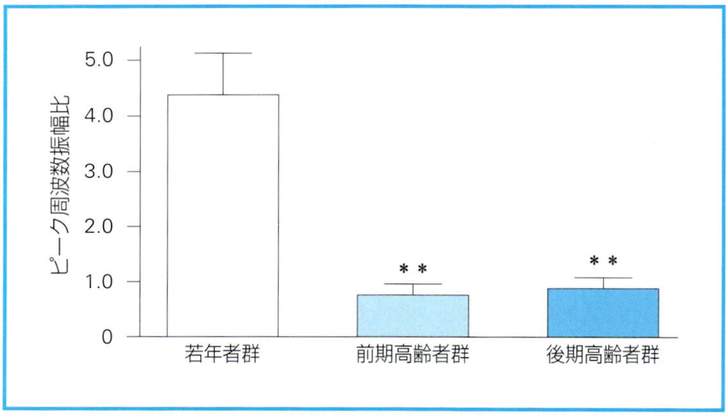

図 11–2　空腹期に対する食後期のピーク周波数の振幅の比（power ratio）
高齢者群は若年者群に比べ有意に低値であり，高齢者では食後の胃収縮力低下が示唆された．**p<0.01

の電気活動である electrical control activity から強い胃収縮を伴う electrical response activity への変換と考えられており[17]，幽門前庭部の収縮運動を反映するものである[18, 19]．Smout ら[20] は空腹期と食後期の胃電図および胃内圧を同時記録し，食後期の胃に electrical control activity が出現していることを確認している．つまり，胃電図波形の振幅は胃収縮力を反映し[21]，胃内容排出とも相関すると推察される．空腹期と食後期のピーク周波数の振幅の比（power ratio）は若年者群 4.36 ± 1.5 に比べて前期高齢者群 0.74 ± 0.21，後期高齢者群 0.87 ± 0.18 と有意に低値であることから（図 11–2），高齢者では食後の胃収縮力が低下し，その結果胃内容の排出遅延がおきることが推察された．この胃排

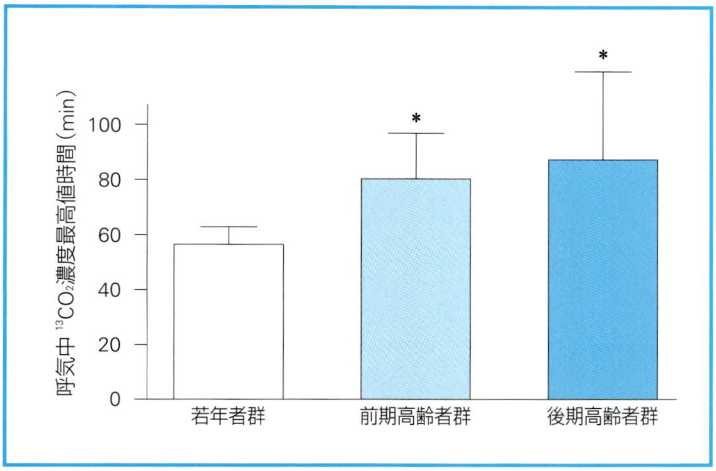

図 11–3　^{13}C-acetate 呼気試験
呼気中 $^{13}CO_2$ 濃度が最高値となる時間は，若年者群，前期高齢者群，後期高齢者群の順に有意に遅延した．*$p<0.05$

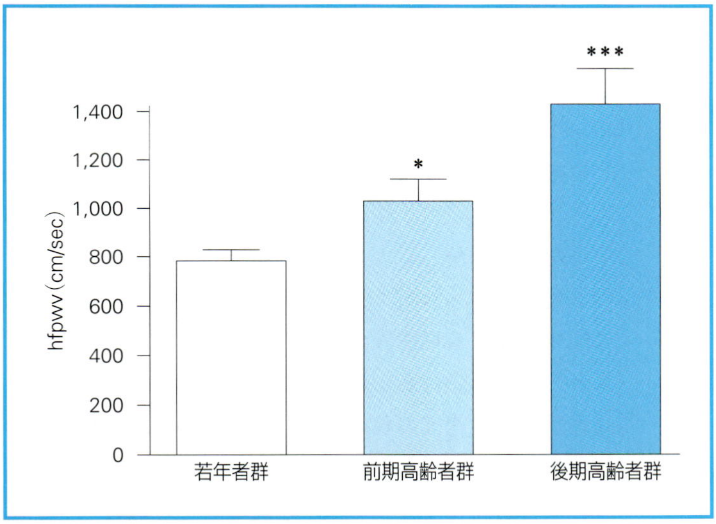

図 11–4　大動脈脈波伝播速度（hfPWV）
加齢に伴い大動脈脈波伝播速度は有意に亢進した．
*$p<0.05$，***$p<0.005$

出時間遅延は胃電図と同時に測定した ^{13}C-acetate 呼気試験により $^{13}CO_2$ 排出濃度が最高値になる時間が若年者 56.7±5.8 分に比べて前期高齢者 80.0±17.3 分，後期高齢者 86.7±35.1 分と加齢に伴い延長していることからも証明された（図 11–3）．高齢者では，自律神経の機能低下やホルモンに対する平滑筋の感受性の低下[22]，胃壁筋層の萎縮や筋層内の繊維化[23]などがみられ，自律神経機能低下と平滑筋収縮能低下の両方が関与して生じる現象であると考えられた．加齢による胃運動の低下や胃排出機能の低下[20]の機序は胃電図の電気活動面か

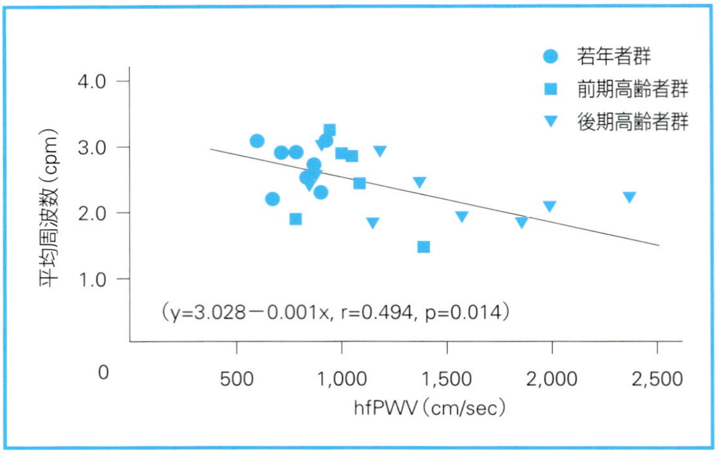

図 11–5　平均周波数と大動脈脈波伝播速度（hfPWV）の相関
大動脈脈波伝播速度が速くなる（動脈壁硬化が進展する）につれて，平均周波数は低下し，有意な負の相関を示した．

らも説明可能となった[24]．

大動脈伝播速度は若年者群 789.0±42.1 cm/sec，前期高齢者群 1,041.5±81.8 cm/sec，後期高齢者群 1,418.0±165.7 cm/sec と加齢に伴い上昇し（図 11–4），動脈硬化が進展していると推測された．大動脈伝播速度が速くなるほど胃電図平均周波数は低下し，有意な負の相関を示した（図 11–5）．胃運動リズム（平均周波数）は高齢者では年齢より，むしろ大動脈壁硬化進展との間に何らかの関係があることを示唆している．高齢者では一般にカテコールアミンの上昇が認められており，交感神経系が亢進していると考えられ，PWV 上昇に関与している可能性がある[25]．一方では，副交感神経系は抑制され，その結果として胃運動機能が低下することが推察される．このように，胃リズムと大動脈脈波伝播速度の負の相関から，高齢者における胃運動機能調節には，単に加齢に伴う平滑筋の萎縮や腸管神経叢の変成のみではなく，動脈壁硬化や自律神経系の調節など種々の因子が関与している可能性が示唆された．

おわりに

高齢者が訴える食欲不振や食後の腹満感などの症状は，胃電気生理学的にみられた食後の胃運動機能低下と，それに伴う胃排出時間の遅延が原因と考えられた．神経・筋の加齢に伴う変化のみではなく，動脈硬化に伴う影響や自律神経系の調節など種々の因子が複雑に関与しているものと推測される．上部消化管運動機能異常によると思われる種々の症状から解放され，健やかで豊かな高齢期生活を過ごすためには健全な食生活が必要であり，動脈硬化の予防に努めながら，消化管運動機能を十分に把握・調整することが大切である．

本研究は，大阪医科大学第二内科学教室　平池　豊，石黒大三，大前貴裕，

西森秀士，竹内　望，小島久美子の協力により行われた．
また，本研究の一部は，大阪難病研究財団医学研究助成によった．

［島本　史夫・勝　　健一］

文　献

1) Shimamoto C, et al : Effect of upper gastrointestinal endoscopy on circulation in the elderly. Gerontology, 45 : 200–205, 1999.
2) 丸山征郎：Medical ASAHI，2：76–78，2002.
3) Lehmann ED : Clinical value of aortic pulse-wave velocity measurement. Lancet, 354 : 528–529, 1999.
4) Alvarez WC : New methods of studying gastric peristalsis. Am J Physiol, 201 : 287–291, 1922.
5) Chen JZ, et al : Clinical applications of electrogastrography. Am J Gastroenterol, 88 : 1324–1336, 1993.
6) Stoddard CJ, et al : Electrical arrhythmia in the human stomach. Gut, 22 : 705–712, 1981.
7) Braden B, et al : The [^{13}C] acetate breath test accurately reflects gastric emptying of liquids in both liquid and semisolid test meals. Gastroenterology, 108 : 1048–1055, 1995.
8) Moore JG, et al : Effect of age on gastric emptying of liquid-solid meals in man. Dig Dis Sci, 28 : 340–344, 1983.
9) 中澤三郎：高齢者疾患におけるQOL①，消化器疾患．Medical ASAHI，334：38–41，1999.
10) Pignoli P, et al : Intimal plus medial thickness of the arterial wall: A direct measurement with ultrasound imaging. Circulation, 74 : 1399–1406, 1986.
11) 山科　章：脈波速度（小澤利男ら編）．p26–34，メジカルビュー社，2002.
12) Asmar R, et al : Aortic distensibility in normotensive, untreated and treated hypertensive patients. Blood Press, 4 : 48–54, 1995.
13) 庄司哲雄ら：脈波速度（小澤利男ら編）．p36–42，メジカルビュー社，2002.
14) Koch KL : Gastric dysrhythmias and the current status of electrogastrography. Pract Gastroenterol, 13 : 37–44, 1989.
15) Baker DM, et al : A quantitative study of the effects of age on the noradrenergic innervation of Auerbachs plexus in the rat. Mech Ageing Dev, 42 : 147–158, 1988.
16) Geldolf H, et al : Electrogastrographic study of gastric myoelectrica activity in patients with unexplained nausea and vomiting. Gut, 27 : 799–808, 1986.
17) Horowitz M, et al : Changes in gastric emptying rates with age. Clin Sci (Lond), 67 : 213–218, 1984.
18) Koch KL, et al : Effect of barium meals on gastric electromechanical activity in man. A fluoro-scpicelectrogastrographic study. Dig Dis Sci, 32 : 1217–1222, 1987.
19) Geldolf H, et al : Electrogastrographic characteristics of interdigestive migrating complex in humans. Am J Physiol, 250 : G165–G171, 1986.
20) Smout AJPM, et al : What is measured in electrogastrography?. Dig Dis Sci, 25 : 179–187, 1980.
21) Riezzo G, et al : Effects of age and obesity on fasting gastric electrical activity

in man : A cutaneous electrogastrographic study. Digestion, 50 : 176–181, 1991.
22) Singh P, et al : Gastrin receptors in normal and malignant gastrointestinal mucosa: Age associated changes. Am J Physiol, 249 : G761–G769, 1985.
23) 常岡健二ら：加齢と消化管—とくに病理組織学的検討について．胃と腸，12：577–590，1977．
24) Shimamoto C, et al : Evaluation of gastric motor activity in the elderly by electrogastrography and the ^{13}C-acetate breath test. Gerontology, 2002 (in press).
25) 西山正典：脈波速度(小澤利男ら編)．p92–97，メジカルビュー社，2002．

12　*Helicobacter pylori* 感染と動脈硬化

Helicobacter pylori（以下 *H. pylori*）感染は，全世界で約半数の人が感染しており，胃炎，消化性潰瘍，胃癌，MALT リンパ腫などの上部消化器疾患をおこす原因としてよく知られている．さらに，最近では蕁麻疹，特発性血小板減少症，レイノー現象，慢性頭痛，鉄欠乏性貧血，乳幼児突然死症候群などの消化管外疾患の発症にも関与することが明らかになってきている[1, 2]．心血管疾患との関連については以前から注目され検討されてきたが，*H. pylori* 感染と心血管疾患発症との関連については肯定的な報告と否定的な報告の両方が存在し[3–10]，現在までのところ一定の見解が得られていない．一方，脂質代謝は細菌やウイルス感染によって影響を受けることが以前から指摘されており[3, 11–15]，最近，著者ら[16]は日本人における健診例を対象にした検討で，長期の *H. pylori* 感染が血中 HDL コレステロール（high-density lipoprotein cholesterol：HDLC）値を低下させることを明らかにしている．本稿では，その詳細について紹介するとともに，実際に *H. pylori* 感染が動脈硬化の進展に関与しているか否かをみる目的で，著者らが行っている脈波伝播速度（pulse wave velocity：PWV）を用いた検討の現在までの知見を述べる．

1．*H. pylori* 感染と脂質代謝

細菌やウイルス感染と血中コレステロール，HDL コレステロール，中性脂肪などの脂質代謝との関連については以前から検討されてきた[3, 11–15]．胃の慢性感染である *H. pylori* 感染と血清脂質についての欧米における検討によると，*H. pylori* 陽性者では陰性者に比して血中総コレステロール値や中性脂肪値が高値を示すが，HDL コレステロール値は陽性者と陰性者で差を認めなかったと報告されている[6, 11]．最近，著者ら[16]は，日本人健診受診者を対象に *H. pylori* 感染の血中脂質に及ぼす影響について検討した．対象としたのは，健診受診者のうち，心血管疾患，高血圧，糖尿病，肝疾患，上部消化器疾患にて加療

表 12–1　対象の性，年齢
（Takashima T, et al : Cardiovascular risk factors in subjects with *Helicobacter pylori* infection. Helicobacter, 7 : 86–90, 2002 より改変）

H. pylori 感染	陽性	陰性
症例数	882	768
性（男性／女性）	681/201	541/227
年齢（平均±SD）	48.5±8.7	43.8±8.9

表 12–2　*H.pylori* 感染の心血管危険因子に及ぼす影響
（Takashima T, et al : Cardiovascular risk factors in subjects with *Helicobacter pylori* infection. Helicobacter, 7 : 86–90, 2002 より改変）

H. pylori 感染	陽性	陰性	*p* 値
最高血圧（mmHg）	128	128	0.67
最低血圧（mmHg）	74	75	0.75
T-chol（mg/dL）	202	203	0.82
Loge TG（mg/dL）	4.6	4.6	0.68
HDLC（mg/dL）	56.1	58.2	0.005
血糖値（mg/dL）	99	101	0.03
WBC 数（10^9/L）	6.22	5.97	0.003
Hb（g/dL）	14.6	14.6	0.85

性，年齢，BMI，喫煙の有無，飲酒の有無にて補正後の平均値．

中の症例を除外した 1,650 例で，その内訳を表 12–1 に示した．表 12–2 に，性，年齢，BMI，1 日エタノール換算で 50mL 以上の飲酒の有無，喫煙の有無を共散分析で補正した後の *H. pylori* 陽性者と陰性者の血圧，各種血液検査値の比較を示したが，*H. pylori* 陽性者では陰性者に比して HDL コレステロール値が有意に低いことが明らかとなった．さらに，*H. pylori* 感染の HDL コレステロール値への影響をさらに明らかにする目的で，年齢を 39 歳以下，40—49 歳，50 歳以上の 3 群に分けて検討すると，年齢 39 歳以下の群では陽性者と陰性者間で HDL コレステロール値に差はみられなかったのに対して，40—49 歳の群では陽性者の HDL コレステロール値が陰性者に比して有意に低く，50 歳以上の群ではさらにその差は大きくなっていた．HDL コレステロール値が 35 mg 未満であった症例の頻度でみても高齢になるにつれて，陽性者と陰性者の間は大きくなっていた．一方，白血球数は陽性者では陰性者に比して有意に高値を示していた．除菌成功後には白血球数の減少を認めるとする報告もあり[17]，この白血球数の上昇は *H. pylori* 感染によって生じていると考えられる．*H. pylori* 感染は幼少時期に感染が成立することから，日本人においては長期の *H. pylori* 持続感染により HDL コレステロール値が低下していくものと考えられた．このように，*H. pylori* 感染は脂質代謝に影響すると考えられるが，この日本人における結果と欧米での検討結果には若干の相違がみられており，*H. pylori* 感染が脂質代謝に与える影響には人種間で差がある可能性もあり，今後も検討が必要である．

2．動脈硬化と *H. pylori* 感染

細菌やウイルスの持続感染やその他の慢性炎症性疾患が存在すると動脈硬化が進展することは，古くから指摘されていたが，その機序として最近では活性化した白血球や炎症性サイトカインの関与が重要であることが明らかになってきている[3, 11–15]．現在までに，慢性感染症のうち，動脈硬化との関連について最も明らかとなっているのはクラミジア感染である[10, 13–15]．以前より，急性心筋梗塞や慢性冠動脈疾患患者で抗クラミジア抗体の陽性率が高く，その発症にクラミジア感染が関与していることが推測されていたが，最近，血管壁のアテローム性変化を認める部分にクラミジアを検出したと報告され[18]，現在ではクラミジア感染は動脈硬化の確実な危険因子であると考えられている．一方，*H. pylori* 感染と動脈硬化との関連については，血管壁から *H. pylori* の成分が検出されたとする確実な報告は未だなく，心血管疾患発症との因果関係についても肯定的な報告と否定的な報告の両方が存在している[3–10]．前項で述べたごとく，日本人においては *H. pylori* の長期感染は HDL コレステロール値に影響しており，動脈硬化の進展にも影響している可能性を考え以下に示す検討を行った．対象としたのは，島根県総合健診センターにて人間ドックおよび健診を受け，本検討に対して文書による同意が得られた 500 例のうち，高血圧，糖尿病，高脂血症，狭心症，心筋梗塞にて加療中の症例を除外した 420 例（男性 290 例，女性 130 例，平均年齢 50.5 歳）である．*H. pylori* 感染の有無は血中の抗体にて測定し，その結果対象者は陽性者 251 名（男性 176 例，女性 75 例，平均年齢 52.4 歳）と陰性者 169 名（男性 114 例，女性 55 例，平均年齢 47.6 歳）に分けられた．年齢では，陽性者と陰性者の間に有意な差を認めている．動脈硬化の評価は，アテローム性動脈硬化による動脈の狭窄，閉塞を反映するとされている ABI（ankle brachial index）と動脈壁の硬さを反映する PWV にて行った．ABI，PWV 値はともに，心疾患，高血圧，糖尿病，腎不全患者などにおいて，心血管疾患の発症，再発やその後の死亡に関与することが現在までの検討で明らかとなっており，最近では薬剤の効果判定にも応用されており，動脈硬化を評価する優れた方法である[19–26]．ABI，PWV の測定には，

表 12–3　***H.pylori*** 感染の血液検査に及ぼす影響

H. pylori 感染	陽性	陰性	*p* 値
T-chol (mg/dL)	211	209	0.74
Triglyceride (mg/dL)	124	121	0.61
HDLC (mg/dL)	56.5	59.6	0.02
血糖値 (mg/dL)	102	102	0.84
WBC 数 (10^9/L)	6.03	5.48	<0.001

性，年齢，BMI，喫煙の有無，飲酒の有無にて補正後の平均値．

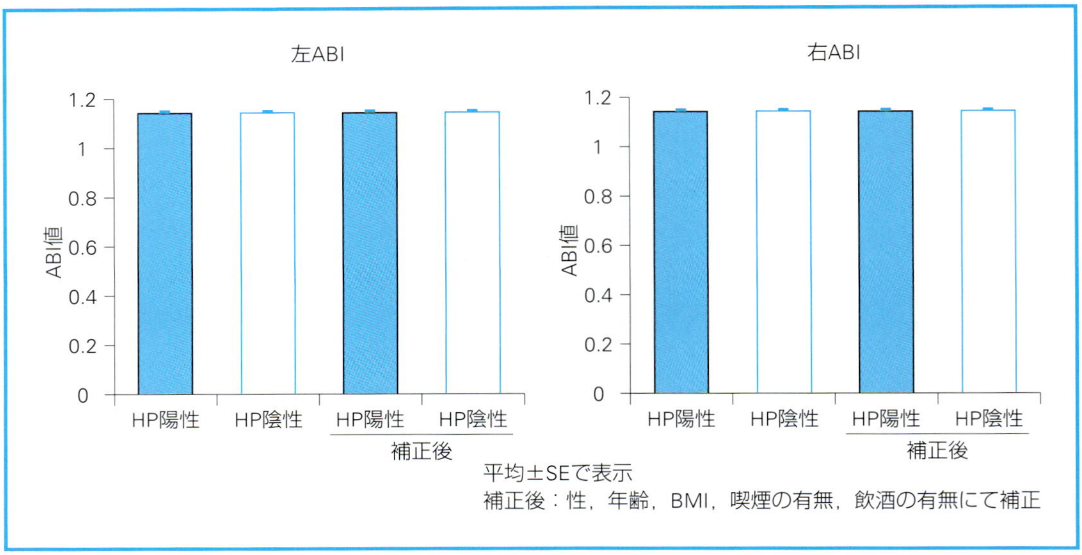

図 12–1　左右 ABI 値の比較

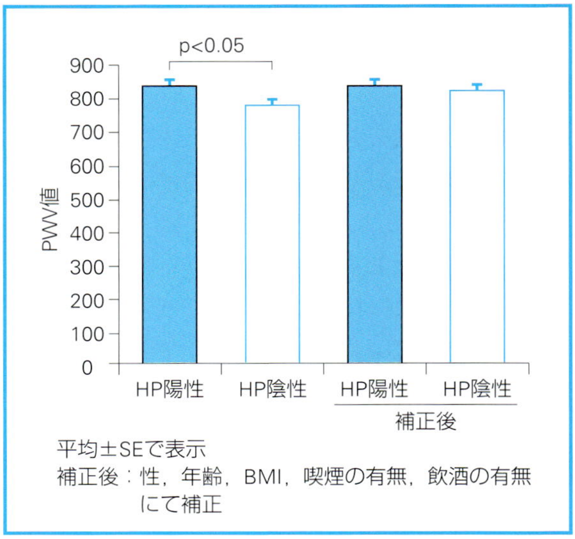

図 12–2　hcPWV 値の比較

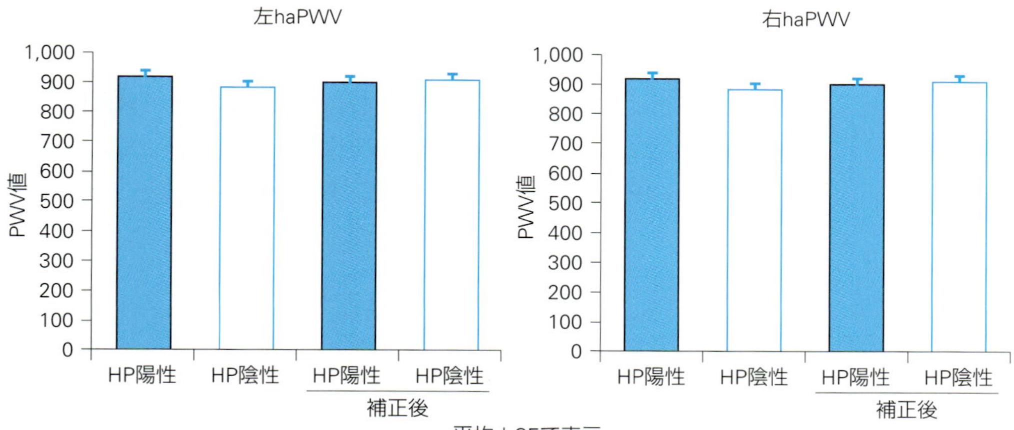

図 12–3　左右 haPWV 値の比較

非侵襲的に ABI および PWV を同時に測定可能な血圧脈波検査装置（フォルム PWV/ABI，日本コーリン社製）を用いた．得られたデータのうち，今回の検討では左右の ABI，心臓から頚動脈までの PWV（hcPWV），心臓から足首までの左右の PWV（左右 haPWV）を動脈硬化の評価に用いた．**表 12–3** に性，年齢，BMI，飲酒，喫煙の有無を共散分析にて補正した後の血中総コレステロール値，HDL コレステロール値，中性脂肪値，血糖値，$HbA_{1}c$ 値，白血球数を示した．著者らが *H. pylori* 感染と HDL コレステロールについて以前に検討した対象とは全く異なる対象群であったにもかかわらず，前項で述べた検討と同様に *H. pylori* 陽性者と陰性者間で HDL コレステロール値および白血球数において有意な差を認めた．動脈硬化の指標として用いた左右 ABI 値，hcPWV 値，左右 haPWV 値の補正前および補正後の値をそれぞれ**図 12–1，2，3** に示す．ABI においては *H. pylori* 陽性者と陰性者間で有意な差はみられなかった．一方，動脈壁の硬さを反映する PWV においては，補正前値を比較すると，*H. pylori* 陽性者の方が陰性者に比して高値であったが，性，年齢などにて補正後には *H. pylori* 陽性者と陰性者間に差を認めなかった．*H. pylori* 陽性者が陰性者に比して有意に年齢が高いことが，補正前の *H. pylori* 陽性者と陰性者の PWV 値の差に影響しており，*H. pylori* 感染と動脈硬化進展の関連については，さらに症例を追加した検討が必要と考えられた．

結　　語

H. pylori と動脈硬化との関連について，現在までの著者らの知見を中心に述べた．日本人において，*H. pylori* 感染は動脈硬化に関係する HDL コレステ

ロール値の低下を引き起こすことは明らかなようであるが，実際に *H. pylori* 感染が動脈硬化の進展にどのように関わっているかについては，今後，前向き検討や除菌による介入試験などによって，明らかにしていかなければならない重要な問題で，その際に，著者らが今回の検討で動脈硬化の指標として用いたPWVの測定は，非侵襲的であり有用な方法であると考えられる．

［足立　経一・有馬　範行・高島　俊晴・宮岡　洋一・木下　芳一］

文　献

1) Tsang KW, et al : *Helicobacter pylori* and extra-digestive diseases. J Gastroenterol Hepatol, 14 : 844–850, 1999.
2) Realdi G, et al : Extradigestive manifestations of *Helicobacter pylori* infection: fact and fiction. Dig Dis Sci, 44 : 229–236, 1999.
3) Patel P, et al : Association of *Helicobacter pylori* and *Chlamydia pneumoniae* infections with coronary heart disease and cardiovascular risk factors. BMJ, 311 : 711–714, 1995.
4) Pasceri V, et al : Association of virulent *Helicobacter pylori* strains with ischemic heart disease. Circulation, 97 : 1675–1679, 1998.
5) Danesh J, et al : *Helicobacter pylori* infection and early onset myocardial infarction: case-control and sibling pairs study. BMJ, 319 : 1157–1162, 1999.
6) Niemelä S, et al : Could *Helicobacter pylori* infection increase the risk of coronary heart disease by modifying serum lipid concentrations?. Heart, 75 : 573–575, 1996.
7) Whincup PH, et al : Prospective relations between *Helicobacter pylori* infection, coronary heart disease, and stroke in middle aged men. Heart, 75 : 568–572, 1996.
8) Wald NJ, et al : *Helicobacter pylori* infection and mortality from ischemic heart disease: negative result from a large, prospective study. BMJ, 315 : 1199–1201, 1997.
9) Regnström J, et al : *Helicobacter pylori* seropositivity is not associated with inflammatory parameters, lipid concentrations and degree of coronary artery disease. J Intern Med, 243 : 109–113, 1998.
10) Ridker PM, et al : Baseline IgG antibody titers to *Chlamydia pneumoniae*, *Helicobacter pylori*, Herpes simplex virus, and Cytomegalovirus and the risk for cardiovascular disease in women. Ann Intern Med, 131: 573–577, 1999.
11) Laurila A, et al : Association of *Helicobacter pylori* infection with elevated serum lipids. Atherosclerosis, 142 : 207–210, 1999.
12) Rubin L : Serum lipoproteins in infectious mononucleosis. Am J Med, 17 : 521–527, 1954.
13) Alvarez C, et al : Lipids, lipoproteins, and apoproteins in serum during infection. Clin Chem, 32 : 142–145, 1986.
14) Kerttula Y, et al : Serum lipids in pneumonia of different aetiology. Ann Clin Res, 20 : 184–188, 1988.
15) Laurila A, et al : *Chlamydia pneumoniae* antibodies and serum lipids in Finnish men: cross sectional study. BMJ, 314 : 1456–1457, 1997.
16) Takashima T, et al : Cardiovascular risk factors in subjects with *Helicobacter*

pylori infection. Helicobacter, 7 : 86–90, 2002.
17) Graham DY, et al : Effect of *H. pylori* infection and CagA status on leukocyte counts and liver function tests: extra-gastric manifestations of *H. pylori* infection. Helicobacter, 3 : 174–178, 1998.
18) Kuo CC, et al : Detection of Chlamydia pneumoniae in aortic lesions of atherosclerosis by immunocytochemical stain. Arterioscler Thromb, 13 : 1501–1504, 1993.
19) Ögren M, et al : Non-invasively detected carotid stenosis and ischaemic heart disease in men with leg arteriosclerosis. Lancet, 342 : 1138–1141, 1993.
20) Zheng ZJ, et al : Associations of ankle-brachial index with clinical coronary heart disease, stroke and preclinical carotid and popliteal atherosclerosis: the Atherosclerosis Risk in Communities (ARIC) Study. Atherosclerosis, 131 : 115–125, 1997.
21) Papamichael CM, et al : Ankle-brachial index as a predictor of the extent of coronary atherosclerosis and cardiovascular events in patients with coronary artery disease. Am J Cardiol, 86 : 615–618, 2000.
22) Criqui MH, et al : Mortality over a period of 10 years in patients with peripheral arterial disease. N Engl J Med, 326 : 381–386, 1992.
23) Vogt MT, et al : Decreased ankle/arm blood pressure index and mortality in elderly women. JAMA, 270 : 465–469, 1993.
24) Asmar R, et al : Pulse pressure and aortic pulse wave are markers of cardiovascular risk in hypertensive populations. Am J Hypertens, 14 : 91–97, 2001.
25) Meaume S, et al : Aortic pulse wave velocity as a marker of cardiovascular disease in subjects over 70 years old. J Hypertens, 19 : 871–877, 2001.
26) Guerin AP, et al : Impact of aortic stiffness attenuation on survival of patients in end-stage renal failure. Circulation, 103 : 987–992, 2001.

13 虚血性大腸炎と動脈硬化

虚血性大腸炎は，1960 年代に Boley らにより疾患概念が確立された．本症は主幹動脈の閉塞以外の，種々の原因で腸管粘膜の血流障害が生じ，組織の虚血性変化によって粘膜面に潰瘍，びらんを生じ，腹痛・下血・下痢などの臨床症状を呈する疾患である．その発症因子として，腸管内圧の上昇，腸蠕動運動亢進などの腸管因子があるとされる一方，高齢者に多発することから血栓，塞栓，血管攣縮，動脈硬化などの血管因子の関与があると推測されてきた（図 13–1）．ところが近年，動脈硬化の関与が低いと考えられる若年者の虚血性大腸炎症例が多数報告されるようになり，本症発症における血管因子の重要性が疑問視されるようになった．また事実，本症における血管因子の関与を実証した報告は過去にほとんど見られない．

これまで，全身の動脈硬化を客観的に評価できる診断法はなかったといっても過言ではない．動脈硬化を評価する測定法として，頚動脈の壁肥厚（内膜中膜複合体厚：intimal-medial complex thickness：IMT）を体外式超音波装置

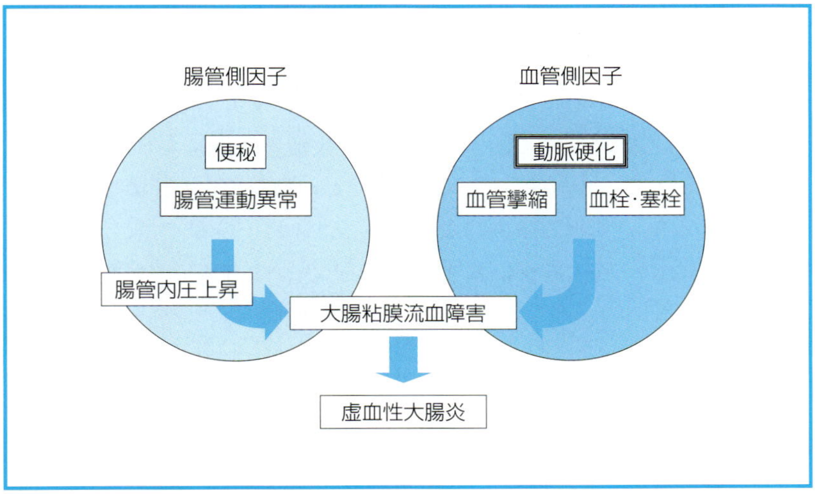

図 13–1　虚血性大腸炎の発症メカニズム

表 13–1　脈波伝播速度（pulse wave velocity : PWV）

$$PWV = \frac{L（距離）}{PTT（脈波伝搬時間）}$$

L（距離）は身長からの換算式にて算出．
PTTは測定位置の脈波形から算出．

- 年齢と相関し，動脈壁の硬化を表現する．
- 値が大きいほど，動脈硬化が強いと判断される．
- 脳動脈，冠動脈の硬化度ならびに心肥大と相関．

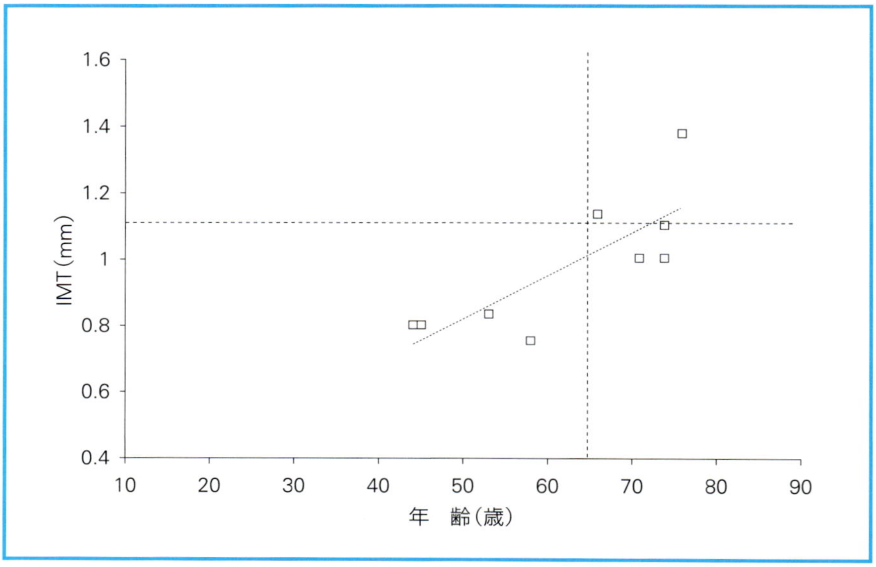

図 13–2　虚血性大腸炎患者における年齢と IMT の相関

を用いて測定する方法があり，すでに心臓・脳血管疾患の危険度評価に利用されている．一方，近年の技術の進歩により，動脈脈波伝播速度（pulse wave velocity：PWV）を測定し，動脈硬化の評価を短時間に非侵襲的に行うことができるようになった（表 13–1）．本稿では，IMT および PWV を用いた虚血性大腸炎における動脈硬化因子の有無についての検討結果を示す．

表 13–2　IMT の正常値

報告者	Poli (1988)	Tell (1989)	Salonen (1988,90)	Handa (1990)	ARIC (1994)
正常厚	0.55±0.07	0.1－1.0		0.58±0.14	0.4－1.43
正常上限		1.1	1.2 (1.1)	1.0	1.43
プラーク	2.0≦	1.1≦	2.0≦	1.1≦	1.5≦

1. 虚血性大腸炎患者における頸動脈内膜中膜複合体厚

1 対象と方法

2000 年 8 月から 2002 年 4 月までに当科を受診し，下部消化管内視鏡検査にて虚血性大腸炎と診断した症例のうち 9 症例を対象とし，超音波診断装置（7.5MHz リニア型プローブ，SSD-2000，アロカ社製）を用い，IMT を測定した．

2 結　果

IMT 値は，年齢と正の相関を示した（図 13–2）．諸家によると，IMT 正常値を 1.1 mm 未満とする報告が多く，1.1 mm 以上の症例は虚血性心疾患，脳血管疾患のリスクが高くなると報告されている（表 13–2）．測定した 9 例のうち，IMT 値が 1.1 mm 以上は 2 例のみ（22.2％）であり，65 歳以上の高齢者であった．

2. 虚血性大腸炎患者における脈波伝播速度

1 対象と方法

2000 年 8 月から 2002 年 4 月までに当科を受診し，下部消化管内視鏡検査にて虚血性大腸炎と診断した症例のうち，女性 27 症例を対象とした．全例 transient type の虚血性大腸炎であり，年齢は 24—80 歳（平均 54.6 歳）であった．body mass index で 24 を越える肥満者は 6 名であり，高血圧，高脂血症，糖尿病などの基礎疾患を 8 名に認めた．1 行／3 日以上の習慣性便秘は 7 名に認められ，喫煙歴を有する者は 1 名のみであった（表 13–3）．コントロール群として，虚血性大腸炎の既往のない女性 32 例（年齢 21—77 歳，平均 53.8 歳）

表 13–3　虚血性大腸炎（症例一覧）

	年齢	性別	BMI	T-chol	便秘	既往歴	baPWV	hfPWV
1	24	女性	19.47	198	3日	なし	1,260	750
2	29	女性	20.81	160	なし	なし	948	608
3	30	女性	20.55	181	なし	なし	878	646
4	40	女性	21.56	256	3日	糖尿病	1,403	920
5	41	女性	18.37	144	なし	再生不良性貧血	1,368	733
6	44	女性	26.78	203	7日	なし	1,516	885
7	44	女性	20.83	165	なし	なし	1,211	777
8	45	女性	18.49	226	なし	子宮筋腫	1,034	766
9	47	女性	22.52	165	3日	子宮筋腫	1,461	886
10	47	女性	20.36	174	なし	なし	1,057	689
11	48	女性	27.27	298	なし	高脂血症	1,289	907
12	51	女性	22.55	217	なし	高血圧	1,638	1,223
13	52	女性	19.15	213	4日	なし	1,752	919
14	52	女性	22.51	198	3日	なし	1,137	728
15	53	女性	26.45	182	なし	気管支喘息	1,209	951
16	58	女性	19.9	200	なし	下咽頭癌	1,188	776
17	60	女性	26.37	195	なし	なし	1,927	1,247
18	61	女性	24.03	193	なし	胆石症	1,363	934
19	62	女性	21.33	214	なし	C型肝炎	1,740	1,076
20	66	女性	23.14	198	なし	高血圧	1,784	1,128
21	67	女性	22.45	158	なし	高血圧	1,912	918
22	72	女性	19.47	253	なし	高血圧	2,590	1,635
23	74	女性	24.06	202	5日	なし	2,052	1,171
24	74	女性	25.33	204	なし	なし	2,512	1,677
25	75	女性	21.29	213	なし	高血圧	1,871	1,498
26	79	女性	22.83	193	なし	高血圧	2,079	1,001
27	80	女性	21.36	196	なし	C型肝炎	1,935	1,192

を対象とした．

血圧脈波検査装置（フォルム PWV/ABI，日本コーリン社製；図 13–3）を用いて脈波伝播速度および上肢下肢血圧比（ankle-brachial index：ABI）を測定し，虚血性大腸炎群とコントロール群について比較検討した．

フォルム PWV/ABI による PWV および ABI の測定はマンシェット 4 つとトノメトリセンサー2 つを用いて非侵襲的に，短時間測定で，7 種類の 2 点間 PWV を測定することができる．今回我々は，以前の検討より他の PWV と比較して最もよく全身の動脈硬化を反映していると考えられる上腕足首間の PWV（baPWV）を採用した．

2　結　果

年齢，body mass index，血清総コレステロール値，習慣性便秘の有無，baPWV について多変量解析を行った．虚血性大腸炎の有無を従属変数としてこれらをロジスティック回帰で検討した結果，baPWV 値がその他の変数に比

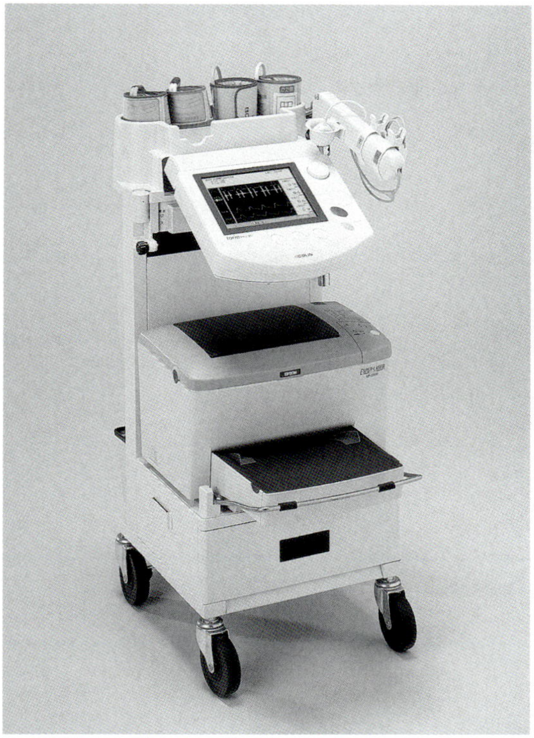

図 13–3　血圧脈波検査装置
（フォルム PWV/ABI，日本コーリン社製）

表 13–4　多変量解析

	オッズ比	95%信頼区間	P 値
年齢	0.953	0.890－1.021	0.170
BMI	1.083	0.815－1.440	0.582
T-chol	1.013	0.993－1.034	0.207
便秘	3.498	0.339－36.054	0.293
baPWV	1.004	1.000－1.008	0.033

較して最も関連が深いことが示された（表 13–4）.

年齢に対する baPWV の相関は，虚血性大腸炎症例群，コントロール群とも baPWV は年齢とともに高値を示した（図 13–4）.

虚血性大腸炎群とコントロール群の baPWV は，虚血性大腸炎群の脈波伝播速度は比較的高値であったが，2 群間に統計学的有意差は認められなかった（図 13–5）.

虚血性大腸炎群とコントロール群をそれぞれ 65 歳未満の若年者群と 65 歳以上の高齢者群に分けて baPWV の比較を行ったところ，高齢者群において，虚

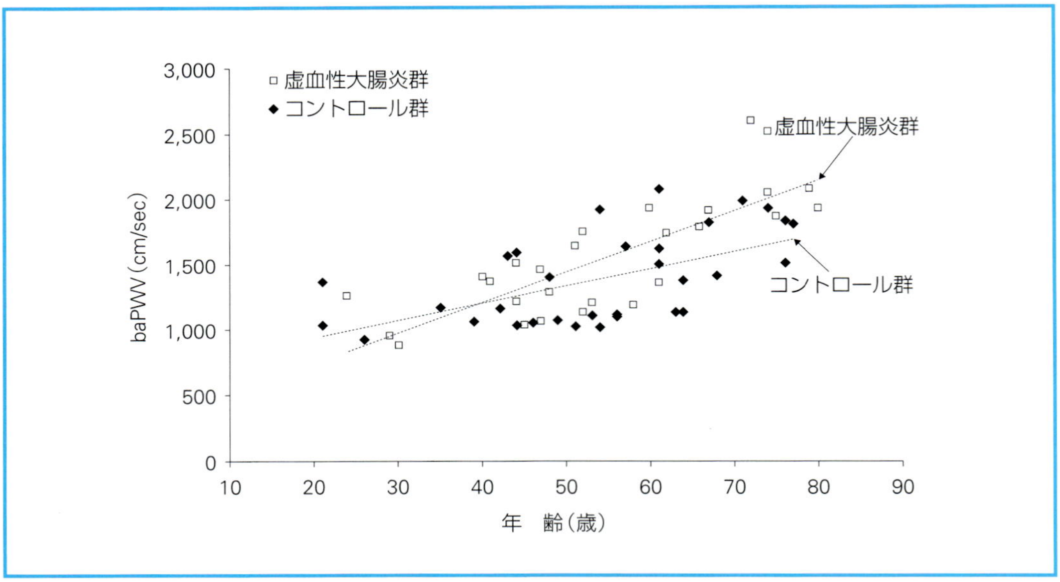

図 13–4　虚血性大腸炎群の PWV

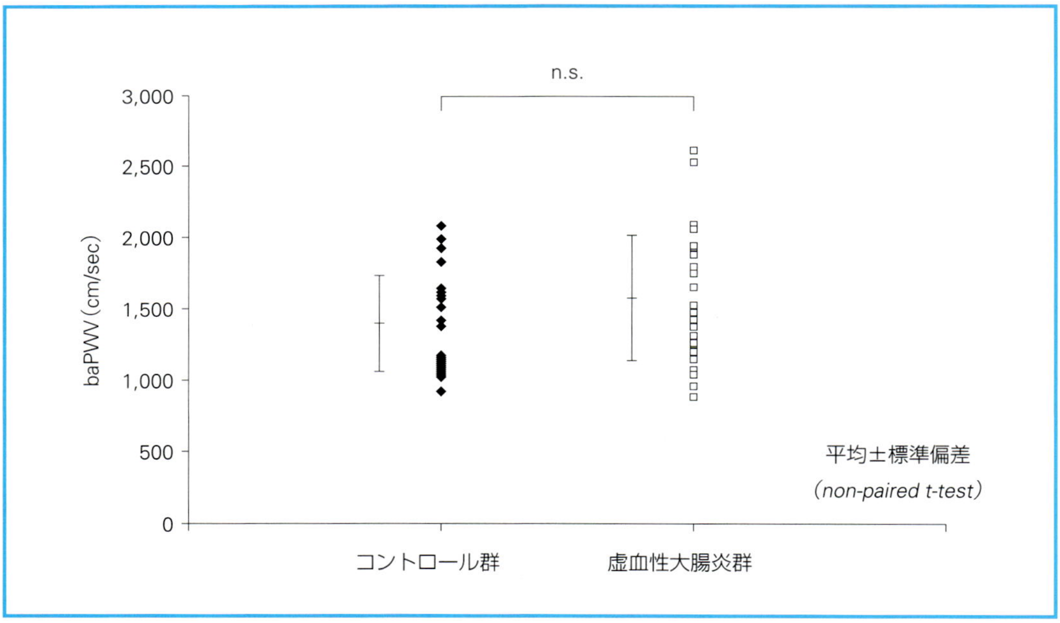

図 13–5　虚血性大腸炎群の PWV

血性大腸炎群はコントロール群と比較して有意に高値を示し，若年者群では 2 群間に baPWV の差は認められなかった（図 13–6）．

一方，虚血性大腸炎群の ABI は，0.9 以下の症例は認めなかった（図 13–7）．

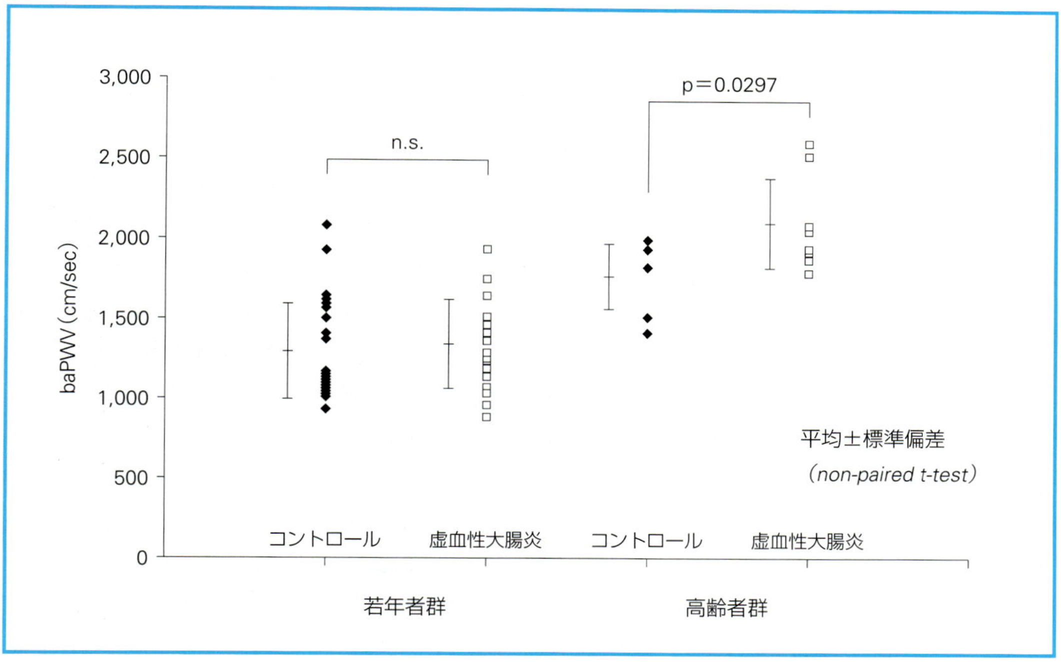

図 13–6　年齢群別の PWV

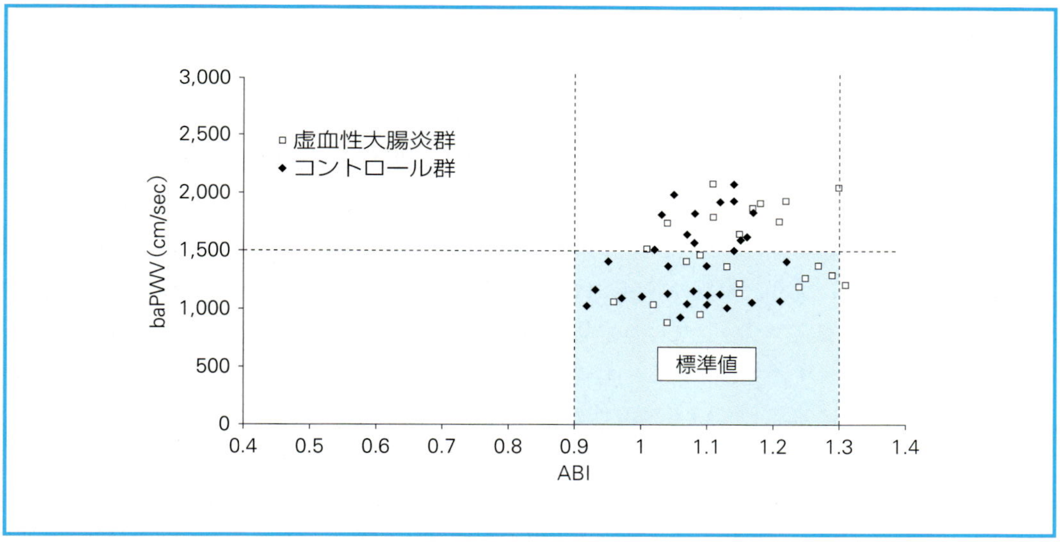

図 13–7　ABI と baPWV

3. 考　察

虚血性大腸炎は，主幹動脈の閉塞を伴わずに大腸粘膜の循環障害を来す複数の因子により腸管粘膜が虚血性変化を生じて発症すると考えられている．虚血性大腸炎に関する実験的検討では，主幹動脈の血流障害は本症の発症に関係せず，腸管壁内の微小血管で生じる循環障害が直接の原因であると述べられており，腸管の動脈局所で生じた血栓が末梢で血管閉塞を来す機序が推測され，動脈硬化が危険因子として挙げられている．腸管壁内循環障害の原因は大きく全身的要因と局所的要因とがあると考えられている．全身的要因は心不全，ショック，高血圧，糖尿病など循環器系に系統的な変化を及ぼす病態であり，局所的要因は，便秘や腸蠕動異常による腸管内圧の上昇という腸管因子と動脈硬化，血栓，塞栓，血管攣縮などの脈管因子が考えられている．実際にはこれらの要素が様々な程度で複合して，ischemic reperfusion により本疾患を発症させると考えられている．高齢者に多発することから，動脈硬化をはじめとする脈管因子の関与が従来から指摘されてきた．ところが近年，動脈硬化性疾患を基礎にもたない若年者の虚血性大腸炎症例が多数報告され，これまで数多くの文献で指摘されてきた動脈硬化が虚血性大腸炎の発症要因として重要なものかどうかの疑問が生じている．

簡便・迅速・非侵襲的に脈波伝播速度を測定できる血圧脈波検査装置が開発され，各領域で動脈硬化・閉塞の評価に利用されている．我々の PWV の検討では，65 歳以上の高齢者の虚血性大腸炎には動脈硬化が関与している可能性が高いことが示唆された．反対に若年者では動脈硬化因子の関与は否定的であった．PWV が反映する動脈硬化は，糖尿病や高血圧のように血管内皮傷害により，脂質の蓄積だけでなく線維蛋白の増生を伴う内膜肥厚や石灰化が進む安定プラークを伴う病態が挙げられ，動脈硬化が広範に進むと PWV は高値を示すとされている．血管内皮傷害を伴う動脈硬化が高齢者虚血性大腸炎の発症に寄与している可能性が高いと考えられた．ABI はアテローム性動脈硬化による下肢動脈狭窄・閉塞の指標として利用されており，ABI 値が 0.9 以下は動脈閉塞の疑いありと診断される．下肢動脈疾患患者の 75％は冠・脳動脈疾患で死亡するという報告があり，動脈硬化性疾患による死亡の独立した予知指標である．虚血性大腸炎例で ABI が異常値を示すものは認められず，アテローム性動脈狭窄・閉塞のリスクと虚血性大腸炎の発症には関連が低いことが示唆された．また心臓・脳血管疾患の危険度を反映する IMT と PWV を併せて検討すると両者には有意な相関は認められず，心筋梗塞や脳梗塞を発症する動脈硬化リスクと虚血性大腸炎の動脈硬化リスクは必ずしも同じではないことが示唆された（図 13–8）．動脈硬化の測定にはいくつかの方法があるが，虚血性大

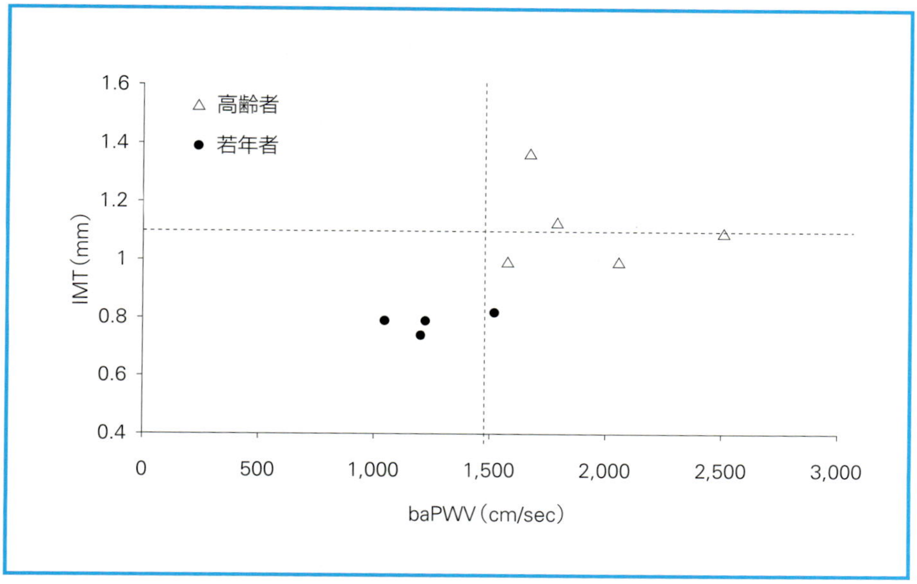

図 13–8　baPWV と IMT の相関

腸炎の発症リスクとしての動脈硬化の評価には脈波伝播速度を利用するのが適当であると考えられた．

しかし，高齢者の虚血性大腸炎に再発の報告が少ないことと動脈硬化の多くは不可逆的であることを併せ考えると，本症の発症には腸管因子など他の要因の関与がより大きな比重をもっており，動脈硬化は背景因子のひとつであることが推測される．

まとめ

虚血性大腸炎は腸管壁内循環障害を生じる複数の原因により発症すると考えられる．脈波伝播速度による検討の結果，若年発症の虚血性大腸炎では動脈硬化の関与は少ないと考えられたが，高齢者虚血性大腸炎の発症には動脈硬化が関与している可能性が示唆された．

[來住　優輝・小山　茂樹・馬場　忠雄]

文　献

1) 都島基夫：動脈硬化の診断と検査．medicina，39：587–590，2002．
2) 福本四郎ら：虚血性腸炎．臨消内科，10：525–533，1995．
3) 水島和雄ら：消化管虚血性病変の成因に関する実験的研究．胃と腸，14：627–636，1979．
4) 宮治　真ら：高齢者における血行障害性腸病変．胃と腸，14：615–626，1979．

14 大腸腺腫と動脈硬化

1．目的および背景

近年，食生活の欧米化に伴い大腸腺腫，大腸癌の罹患率が急激に増加し，日本人の消化器癌で最も多い胃癌と肩を並べようとしている．大腸癌と環境因子の関わりを最初に指摘したのは Higginson ら[1]で，1960 年アフリカの黒人では，大腸癌の罹患率が有意に低いのは，食生活が関わっている可能性があると示唆した．

Armstrong ら[2]により，国別の 1 人当たりの脂肪摂取量と各国の大腸癌の死亡率が相関するとの報告がなされ，今日食物の中で脂肪が最も大腸癌のプロモーターに関与していると考えられている．しかし未だ，大腸癌との関係について一定の見解が得られていない．そこで，脂質代謝と密接な関係がある動脈硬化と大腸癌，および大腸癌の前段階だと考えられている大腸腺腫といかなる関わりがあるかを検討した．

2．方　　法

日本大学板橋病院で大腸内視鏡検査を施行した 500 名の 60—75 歳の男女で，大腸癌，大腸腺腫，健常者について血中コレステロール，HDL コレステロール，LDL コレステロール，中性脂肪を測定するとともに，動脈硬化の指標として脈波伝播速度（PWV）を血圧脈波検査装置（フォルム PWV/ABI，日本コーリン社製）を用い，測定し比較検討した．

腺腫に関しては，大きさにより S（5 mm 以下），M（5—10 mm），L（10 mm 以上）の 3 群に分類した．

3. 結　　果

1　高コレステロール血症および大腸癌の推移（図 14−1）

厚生省循環器疾患基礎調査によると，高コレステロール血症は 1980 年代に

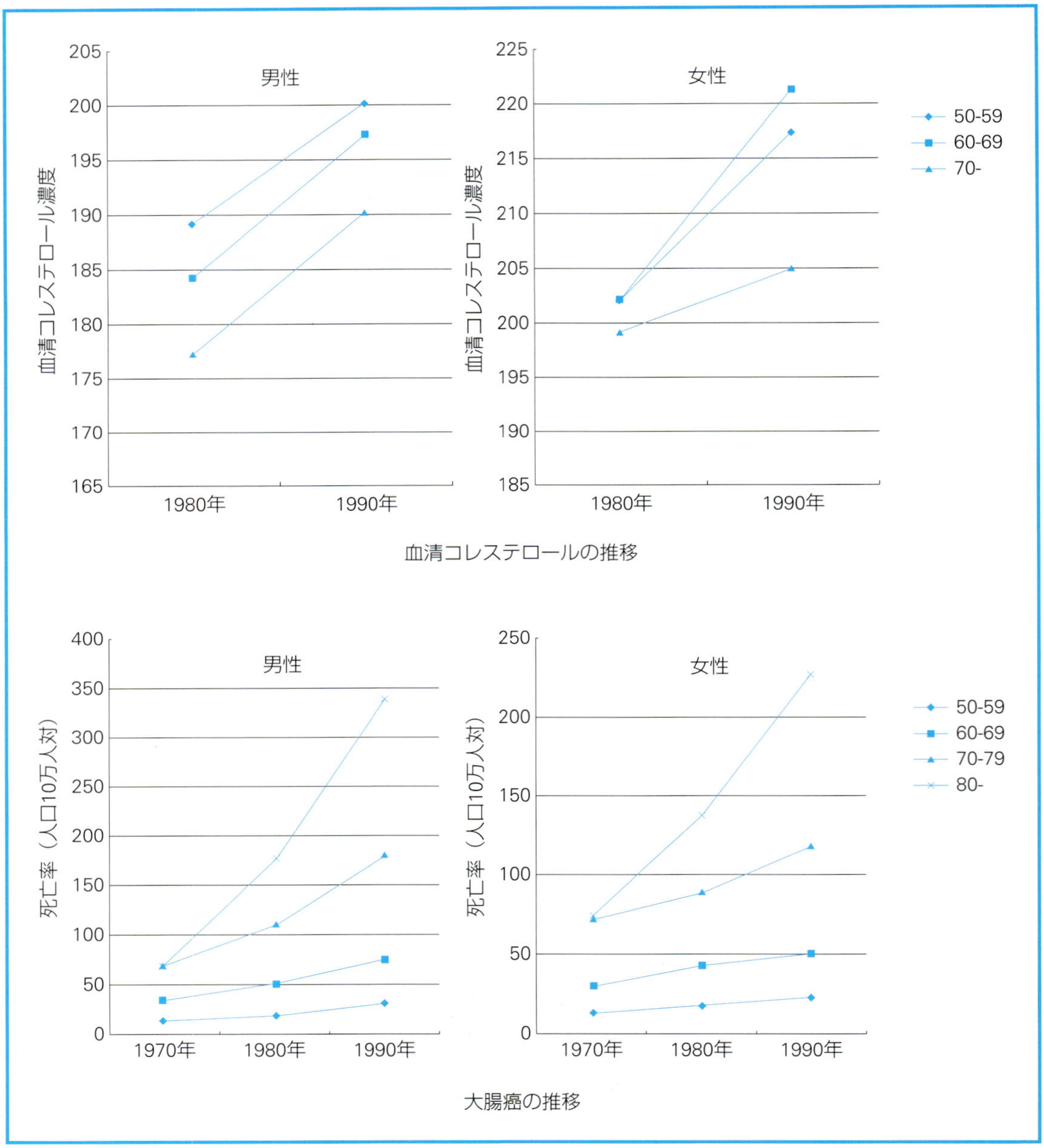

図 14−1　高脂血症と大腸癌の疫学的調査

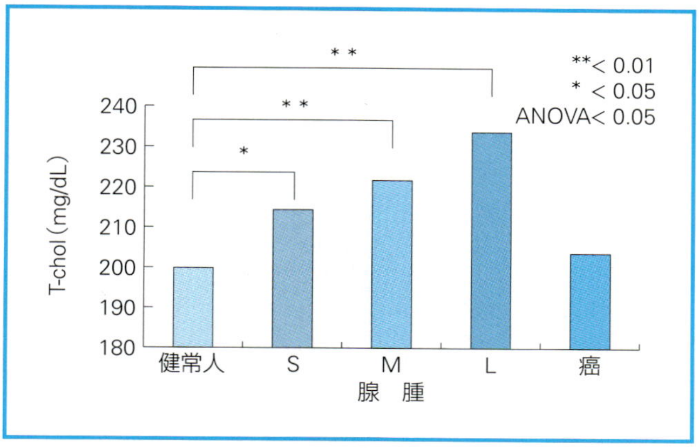

図 14–2　総コレステロールと大腸腺腫，大腸癌

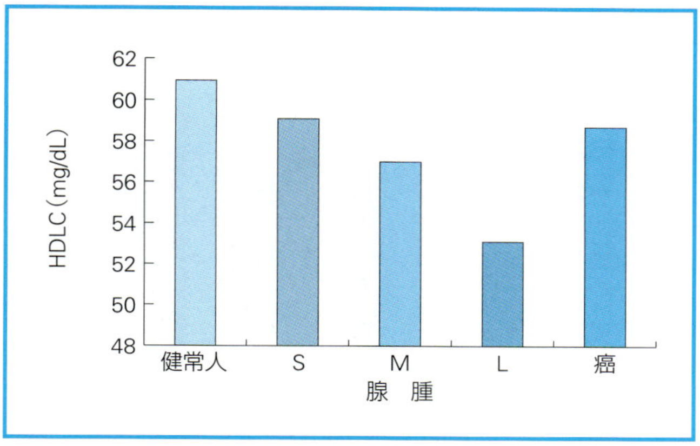

図 14–3　HDL コレステロールと大腸腺腫，大腸癌

比べ 1999 年代では，男女ともに 2 倍に罹患率の増加傾向がみられ，大腸癌の年次別の推移では厚生省国民衛生の動向によれば 1970 年代に比べ，男女とも 5 倍に死亡率の増加が認められた．

2　総コレステロールと大腸腺腫・大腸癌（図 14–2）

健常人に比べ，大腸腺腫が大きいほど総コレステロール値は高値であり，ANOVA の分散分析によっても有意に差が認められた．しかし，大腸癌に関しては健常人と比較して有意差は認められなかった．

3　HDL コレステロールと大腸腺腫・大腸癌（図 14–3）

善玉コレステロールである HDL コレステロールは健常人に比べ，腺腫が大きいほど低値を示したが，有意差は認められなかった．癌も同様であった．

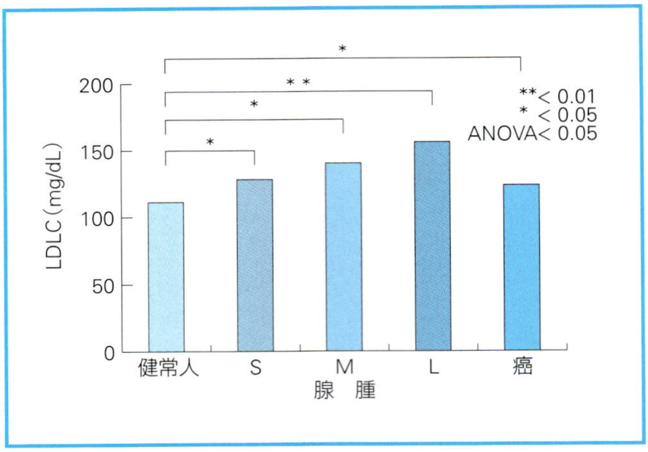

図 14–4　LDL コレステロールと大腸腺腫，大腸癌

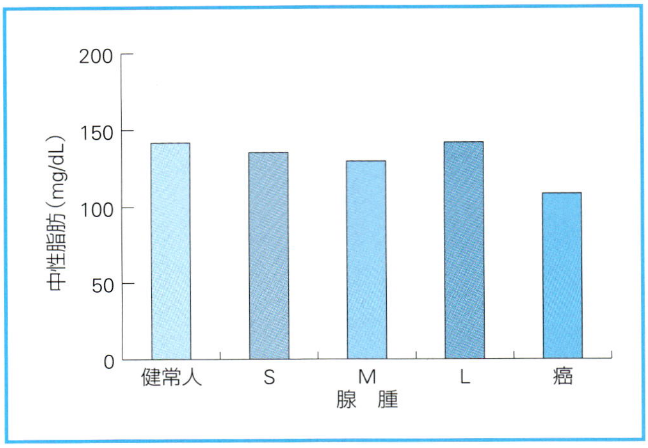

図 14–5　中性脂肪と大腸腺腫，大腸癌

4　LDL コレステロールと腺腫・腺癌（図 14–4）

悪玉コレステロールであり動脈硬化の原因である LDL コレステロールは健常人に比べ，腺腫の大きさが大きいほど高値を示し，有意差を認めた．大腸癌症例も健常人に比べ有意差を認めた．

5　中性脂肪と腺腫・腺癌（図 14–5）

中性脂肪に関しては，健常人，腺腫，癌症例ともに有意差を認めなかった．

6　動脈硬化度（haPWV）と大腸腺腫・大腸癌（図 14–6）

健常人に比べ，動脈硬化は腺腫の大きさにより硬化度が強くなり，大腸癌症

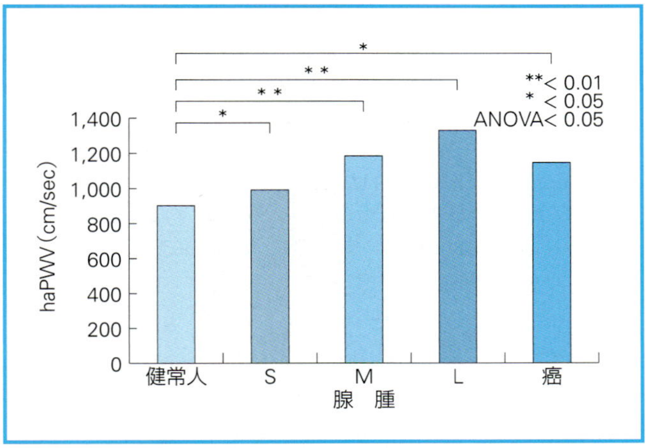

図 14–6　動脈硬化度（haPWV）と大腸腺腫，大腸癌

例においても有意差を認めた．

4．結　　語

大腸腺腫の大きさと脂質，総コレステロール，LDL コレステロール，動脈硬化度には相関があることが推測された．

5．考　　察

食生活の欧米化に伴い，大腸疾患（癌，腺腫，炎症性）が増加している．誘因として脂肪摂取の増加が考えられているが，未だ定説がない．今回我々は動脈硬化と腺腫について検討した．動脈硬化の指標として最近，HSCRP[3]（高感度 CRP）の測定が行われており，動脈硬化は炎症所見との考えがある．また，大腸腺腫，腺癌の増殖に COX–2 [4] の関与が取り出されている．このことは何らかの炎症所見がいずれの原因，または誘因のひとつとして関与しているのではないかと考えられる．

今後，大腸腺腫，大腸癌と COX–2，HSCRP との関連，腺腫の存在部位，組織，型，単発か多発かなど総合的に検討しなければならないと思われる．

［松井　輝明・菊池　浩史・荒川　泰行］

文　献

1) Higginson J, et al : Cancer incidence in the Bantu and “Cape Colored”races of south Africa : report of a cancer sarvey in the Transval. J Natl Cancer Inst, 24

: 589–671, 1960.

2) Armstrong B, et al : Environmental Tactor and cancer incidence and mortality in different countries with special reterence to dietary practices. Int J Cancer, 15 : 617–631, 1975.

3) Willinms CW, et al : Elevated cyclooxenasa—2 levels In min mouse adenomas. Gastroenterology, 111 : 1134–1140, 1996.

4) Sano H, et al : Expression of cyclooxygenasa—1 and—2 in human colorectal cancer. Cancer Res, 55 : 3785–3789, 1995.

15 肝臓疾患と動脈硬化

肝疾患における動脈硬化については，脂肪肝は関連があるとする報告が多いが，肝硬変は従来から血中脂質も低いことから冠動脈疾患などの動脈硬化性疾患は少ないといわれてきた．その動脈硬化についても疾患の発症前からその程度を定量的にはかることは困難とされていたが，近年，動脈硬化の非侵襲的診断法として脈波伝播速度（pulse wave velocity：PWV）が注目されてきており[1]，血圧脈波検査装置（フォルム PWV/ABI，日本コーリン社製）を用いることにより，簡易かつ短時間に動脈硬化指標としての ABI (ankle brachial index)，PWV を測定することができるようになった．今回，我々は消化器疾患特に慢性肝疾患の PWV を測定し，慢性肝疾患と動脈硬化の関連性の有無について検討を行った．

1．各種疾患と動脈硬化

2001 年 1 月から 8 カ月間の当院外来および入院患者 100 例に対して，血中脂質（総コレステロール，トリグリセリド，HDL コレステロール）の測定，およびフォルム PWV/ABI を用いて ABI，PWV の測定を行い，各種疾患の動脈硬化に関する検討をした．対象は高脂血症 31 例，虚血性心疾患 15 例，糖尿病 15 例，高血圧 15 例，肝硬変 12 例，虚血性腸炎 12 例である．

結果を表 15–1 に示した．総コレステロールは虚血性心疾患群 172±39 (mg/dL)，糖尿病群 209±47，高血圧群 201±53，高脂血症群 210±57，肝硬変群 168±42，虚血性腸炎群 218±54，中性脂肪は虚血性心疾患群 128±78 (mg/dL)，糖尿病群 208±193，高血圧群 129±125，高脂血症群 160±121，肝硬変群 79±42，虚血性腸炎群 143±85 と肝硬変群において有意に他の疾患群よりも低値であった（Mann-Whitney U 検定，$p<0.05$）．HDL コレステロールは虚血性心疾患群でもっとも低値を示したが各疾患群との間に有意差は認めなかった．ABI (R/L) は虚血性心疾患群 1.13/1.10，糖尿病群 1.10/1.09，

表 15–1　各種疾患と PWV

	hbPWV (cm/sec)	baPWV (L) (cm/sec)	T-chol (mg/dL)	TG (mg/dL)	HDLC (mg/dL)
虚血性心疾患	578± 97	1,661±292	172±39	128± 78	43.5± 8.7
糖尿病	620± 99	1,779±273	209±47	208±193	52.3±14.7
高血圧	642± 98	1,887±468	201±53	129±125	51.9±14.3
高脂血症	609± 93	1,645±446	210±57	160±121	50.2±13.5
肝硬変	630±111	2,064±530	168±42	79± 42	51.5±20.9
虚血性腸炎	552± 94	1,850±473	218±54	143± 85	51.7±16.1

(mean±SD)

高血圧群 1.08/1.05，高脂血症群 1.07/1.07，肝硬変群 1.13/1.10，虚血性腸炎群 1.05/1.08 と各疾患間で有意な差はみられなかった．PWV のなかでも今回測定には hbPWV（中心—橈骨動脈脈波伝播速度）と baPWV（橈骨動脈足背動脈脈波伝播速度）を用いた．hbPWV は上肢の動脈硬化を反映し，baPWV は全身の動脈硬化を反映し，大動脈の動脈硬化に近似するとされている．PWV は年齢や血圧による影響を受けるとされるが，年齢は疾患群間での有意な差は認めず，血圧では各疾患群において高血圧群で若干高い傾向および虚血性腸炎群において少し低目の傾向がみられたが，有意な差は認めなかった．

表 15–1 に示すように hbPWV は虚血性心疾患群 578±97（cm/sec），糖尿病群 620±99，高血圧群 642±98，高脂血症群 609±93，肝硬変群 630±111，虚血性腸炎群 552±94 と上記 6 疾患群の間に明らかな差を認めなかった．baPWV（L）は虚血性心疾患群 1,661±292（cm/sec），糖尿病群 1,779±273，高血圧群 1,887±468，高脂血症群 1,645±446，肝硬変群 2,064±530，虚血性腸炎群 1,850±473 と肝硬変群において高値を示す傾向がみられた．

以上の検討から，意外にも肝硬変群において baPWV が高いという結果が得られたため，PWV と肝炎，肝硬変の進行度との関連を検討した．

2．慢性肝疾患の PWV・ABI

当院の慢性肝炎および肝硬変患者 29 例を慢性肝炎群，肝硬変（Pugh-Child 分類 A）群，肝硬変（Pugh-Child 分類 B）群に分け，それぞれ血中脂質（総コレステロール，トリグリセリド，HDL コレステロール）の測定，および ABI，PWV の測定を行い，肝炎の進展度による動脈硬化指標の差異を調べた．

表 15–2 に結果を示す．総コレステロールは肝炎の進行とともに低下していったが，中性脂肪，HDL コレステロールでは一定の傾向は認めなかった．

表 15–2　肝炎の進行度と PWV

	hbPWV (cm/sec)	baPWV (R)	baPWV (L)	T-chol (mg/dL)	TG (mg/dL)	HDLC (mg/dL)
CH (n=6)	560± 65	1,606±153	1,583±155	216	131	48
LC（A）(n=7)	626± 66	1,663±243	1,634±273	167	108	36
LC（B）(n=16)	595±121	1,884±314	1,936±359	157	115	46

(mean±SD)

表 15–3　肝炎の進行度と HS–CRP

	HS-CRP (mg/dL)	IgG (mg/dL)	IgA (mg/dL)	IgM (mg/dL)	4型コラーゲン (ng/dL)
CH (n=15)	0.07±0.01	1,416±79	232±27	148±55	3.85±0.36
LC (n=23)	0.12±0.03	1,972±130	447±43	186±32	7.60±0.74

(mean±SD)

hbPWV は慢性肝炎（CH）群 560±65 (cm/sec)，肝硬変（LC）Child A 群 626±66，肝硬変 Child B 群 595±121 と LC (B) 群で少し低値の傾向がみられたが，各群間に有意な差はみられなかった．baPWV (R, L) は CH 群 1,606±153 (cm/sec)，1,583±155，LC (A) 群 1,663±243，1,634±273，LC (B) 群 1,884±314，1,936±359 と肝炎の進行とともに高値を示し，LC (B) 群は CH 群より有意に高値であった ($p<0.05$)．

3．高感度 CRP の検討

最近，動脈硬化は脂質代謝だけでなく，血管の炎症とも深く関わっていることが証明されてきている．そこで，体内の微少な炎症反応を表す値としての高感度 CRP (High Sensitivity CRP：HS–CRP) の慢性肝炎，肝硬変での変化を検討した．

当院の慢性肝炎および肝硬変患者 38 例に対して血中の HS–CRP，IgG，IgA，IgM，4 型コラーゲンの測定を行い，慢性肝炎と肝硬変症例における炎症反応の差異と肝線維化の指標について検討した．

結果を**表 15–3** に示した．HS–CRP は慢性肝炎（CH）群 0.07±0.01 (mg/dL) に比べて肝硬変（LC）群 0.12±0.03 と高値であったが有意差はなかった ($p=0.06$)．CH 群と LC 群でそれぞれ IgG は 1,416±79 (mg/dL)，1,792

±130，IgA は 232±27，447±43，IgM は 148±55，186±32，4 型コラーゲンは 3.85±0.36（ng/mL），7.60±0.74 と有意に LC 群で高値であった．

4．考　察

近年，動脈硬化の早期診断に対する関心が高まってきており，非侵襲的な診断も進化してきている[2]．例えば生理機能診断として脈波伝播速度（PWV），画像診断として B モード超音波断層法や X 線 CT などが行われている．PWV は決められた部位の距離を脈波の伝播時間で割ることにより脈波の伝播速度を計算し，動脈の硬さ（sclerosis）の指標を求める検査である．どの部位で脈波をとるかにより，baPWV（上腕—足首），hcPWV（心臓—頚動脈），hbPWV（心臓—上腕），hfPWV（心臓—大腿動脈）などが計測される．日本コーリン社によりフォルム PWV/ABI が開発され，外来でも容易に短時間で PWV と ABI が測定できるようになった．吉村ら[3]は PWV は血管壁の内膜，中膜のコラーゲンの上昇，石灰化，アテローム，中膜のカルシウムの増加により速くなると報告している．PWV については臨床的にも，大動脈 PWV の亢進は心血管疾患の死亡に関する有意な独立した予測因子とされ[1]，糖尿病患者や血液透析患者の血管合併症を早期に診断するものとしても有用である．ABI は足首の最高血圧を上腕の最高血圧で割ったもので求められる．ABI は下肢の閉塞性動脈疾患を鋭敏に表す指標とされ，1993 年に米国心臓協会（AHA）の評価基準において，値の低下が動脈閉塞を表すと報告されている．また動脈硬化の初期段階において，ABI はむしろ亢進するといわれている．しかし，今回のいずれの検討でも ABI は各疾患群間で差を認めず，動脈硬化の指標としてはあまり鋭敏なものではなかった．

文頭でも述べたように，以前より脂肪肝は動脈硬化の易発症状態として危険性が高いといわれている[4]が，肝硬変では動脈硬化の進展は少ないとされてきた．1955 年 Creed ら[5]は肝硬変患者では他の疾患患者に比べて大動脈の動脈硬化の進展程度が少ないことを剖検例より報告している．同年に Loyke[6]は肝硬変患者では高血圧の合併が少なく，肝障害の程度が増すにつれ，血圧の正常あるいは低下の傾向があることを報告しており，1958 年 Grant ら[7]や 1961 年 Ruebner ら[8]は肝硬変患者では他に比べて冠動脈疾患や心筋梗塞の割合が有意に少ないことを報告している．わが国では，1993 年に小坂ら[9]が肝硬変患者では他疾患患者に比べて血中脂質が有意に低下しており，冠動脈の動脈硬化度が有意に低値であり，肝硬変群においては動脈硬化度が年齢が増すに従い低下していく傾向を認めたと報告している．さらに，1998 年，松股ら[10]は慢性肝疾患患者を高血圧群と非高血圧群に分けてリポ蛋白（a）と GPT 値に負の相関があることを報告し，肝炎活動性の存在が動脈硬化進展抑制の一端を担っている可能性を示唆しているが，肝臓疾患における動脈硬化の状態については，未だ明らかにされてはいない．

しかし，我々のPWVを用いた各種疾患群での検討では，意外にも肝硬変群でPWV高値の傾向を認めた．従来，動脈硬化は少ないと思われてきた肝硬変においてPWV（baPWV）が高値を示した理由は何だろうか．

文献上でも，すでに肝硬変患者においては大動脈の粥状硬化の少ないことや冠動脈疾患，心筋梗塞等の発症率の少ないことが報告されている．しかし，肝硬変患者においてはHDLコレステロールがLDLコレステロールに比べて低下しているとの報告もあり[9]，HDLコレステロール低下による動脈硬化の可能性も否定できない．そもそも動脈硬化には量的異常と質的異常が存在し，量的異常とは動脈壁とくに中膜から内膜の肥厚をいい，質的異常はコレステロールエステルの含有が多くて線維成分が少なく，線維性被膜が薄くて破綻しやすい不安定プラークと，コレステロールの含有が少なくて線維成分が多く，石灰沈着もみられる安定プラークに大別される．安定プラークを伴う状態では冠動脈でも多枝病変になるまで症状が発現しにくい．肝硬変患者においても安定プラークが多く形成されているとすると，冠動脈疾患の頻度は必ずしも多くならなくてもよいだろう．また，肝硬変においては総コレステロールや中性脂肪などの血中脂質が低下しており，動脈のatherosisを形成しにくいということや肝機能の低下による凝固因子の産生減少により，血栓等ができにくいことも原因のひとつと考えられる．

またhbPWVが高値を示さずbaPWVのみが高値であったことは肝硬変時の血液循環が関与している可能性がある．寺田[11]は健常者では上肢と下肢の血流量，血管抵抗に差が認められなかったのに対して慢性肝炎，代償期肝硬変患者では下肢に比べ上肢の血流は増加しており，血管抵抗は低下していたが下肢の血流量，血管抵抗は変化がなかったと報告している．PWVは動脈の生理機能診断の一種であり，sclerosisの程度をみるのに適している．一方，超音波断層法やCT，MRIなどの画像診断はatherosisを含む動脈硬化の量的診断に適している．PWV自身は動脈壁の弾性を反映しており，atherosisを伴わないsclerosis主体の病変であれば，PWVの亢進がみられるだけで虚血性疾患の発症が多くないこともあり得るだろう．

また最近，動脈硬化が血管の炎症と深く関わっているといわれるようになってきた．急性心筋梗塞や解離性大動脈瘤などではCRPが高値を示すが，これは組織の融解に伴って放出されるサイトカインがCRPの産出を促すためである．組織学的研究ではCRPが動脈硬化性病変部位に集積し，一部は泡沫細胞に取り込まれていることから，炎症により壊死した細胞のマーカーとして組織を標識し，マクロファージの標的となっている可能性が考えられている．

実際に冠動脈病変を病理標本上で観察すると，病変部には泡沫細胞が集積し，周囲にはリンパ球などの炎症性細胞の集積も認められる．これらのことからも動脈硬化は炎症の病理像を呈しているということができる．ごく微少な炎症反応をとらえる方法として高感度CRP（HS-CRP）が注目されてきている．Paulら[12]は2001年に総コレステロール／HDLコレステロールだけでなくHS-CRPが心血管性疾患リスク予測するよいマーカーになると報告しており，プラバスタチンを用いた報告では[13]プラバスタチン投与群ではプラセボ群に対して，心筋梗塞を予防するとともに有意にCRPが低下した．つまり，炎症を抑えることにより，動脈硬化性病変の進展を抑制できるということである．また，Saikku[14]は1997年に*Chlamydia pneumonie*感染と動脈硬化の関連性を報告し，Mendallら[15]は1994年に心電図にて診断された冠動脈疾患患者において*Helicobactor pylori*抗体陽性者が対照群に比べて有意に高率であったと報告しており，慢性感染症による血管壁の炎症が病変の進展に重要な役割を演じる可能性が示唆されている．実際に動脈硬化病変から*Chlamydia pneumonie*のDNAが検出されている[16]．C型肝炎についてもHCVのコア蛋白陽性が頚動脈プラークの独立した危険因子であると石坂らは報告をしており[17]，ウイルス性肝炎においても慢性感染症としての側面から動脈硬化への関わりを否定できない．今回の我々の検討でも，肝硬変では慢性肝炎よりもHS-CRPが高値であるとともに線維化の指標も高値を示しており，慢性肝疾患においては炎症の継続に伴い肝の線維化が進行していき，微少な炎症の存在がそれに伴うサイトカインの産生等を通じて動脈硬化に何らかの役割を演じている可能性が考えられる．しかし，今後はさらに肝硬変症例における動脈硬化の病理学的な検討も行っていかなければならない．

おわりに

肝硬変患者における動脈硬化の指標としての脈波伝播速度（PWV）について検討した．肝硬変患者では他疾患に比べてbaPWVは高値の傾向を示し，慢性炎症の進行とともに高くなっていった．また，肝硬変では高感度CRP（HS-CRP）が高値の傾向を認め，微少な炎症反応による動脈壁の硬化（Sclerosis）の可能性が考えられたが，今後のより詳細な検討が必要であると思われた．

［畠山　啓朗・小島　孝雄・加藤　隆弘・奥田　順一・井田　和徳］

文　献

1）Lehmann ED : Clinical value of aortic pulse-wave velocity measurement. Lancet, 354 : 528–529, 1999.

2）都島基夫：動脈硬化の診断と検査．Medicina，39：587–590，2002．

3）吉村正蔵ら：動脈硬化に関する研究—脈波速度法による大動脈硬化の定量的評価と病態について．脈管学，18：863–873，1978．

4) 栗原　毅ら：動脈硬化易発症病態としての脂肪肝の検討．日消集検誌，35：188-191，1997．
5) Creed DL, et al : The severity of aortic arteriosclerosis in certain disease: A necropsy study. Am J Med Sci, 230 : 385-391, 1955.
6) Loyke HF : The relationship of cirrhosis of the liver to hypertension : A study of 504 cases of cirrhosis of the liver. Am J Med Sci, 230 : 627-632, 1955.
7) Grant WC, et al : The incidence of myocardial infarction in portal cirrhosis. Ann Int Med, 51 : 774-780, 1959.
8) Ruebner BH, et al : The low incidence of myocardial infarction in hepatic cirrhosis : a statistical artefact. Lancet, ii : 1435-1436, 1961.
9) 小坂和宏ら：肝硬変症における動脈硬化の定量的測定と血清脂質及びアポ蛋白．肝臓，34：457-463，1993．
10) 松股　孝ら：慢性肝疾患は動脈硬化の進展を抑える．福岡医誌，89：292-297，1998．
11) 寺田秀人：慢性肝疾患における末梢循環の研究．日医大誌，53：483-497，1986．
12) Paul M, et al : High-sensitivity C-reactive protein-Potential adjunct for global risk assessment in the primary prevention of cardiovascular disease. Circulation, 103 : 1813-1818, 2001.
13) Ridker PM, et al : Inflammation, pravastatin, and the risk of coronary events after myocardial infarction in patients with average cholesterol levels. Cholesterol and recurrent events (CARE) investigators. Circulation, 98 : 839-844, 1998.
14) Saikku P : Chlamydia pneumoniae and atherosclerosis-an update. Scand J Infect Dis Suppl, 104 : 53-56, 1997.
15) Mendall MA, et al : Relation of Helicobacter pylori infection and coronary heart disease. Br Heart J, 71 : 437-439, 1994.
16) Cambell LA, et al : Detection of Chlamydia pneumoniae TWAR in human coronary atherectomy tissues. J Infect Dis, 172 : 585-588, 1995.
17) 石坂裕子ら：C型肝炎ウイルスコアタンパク陽性症例における頚動脈病変の頻度の検討．総合検診，29：162，2002．

16 慢性膵炎と動脈硬化

慢性膵炎は代償期では腹痛発作が主な臨床症状であり，進行して非代償期になると腹痛は消失し，消化吸収不良による栄養障害と二次性糖尿病（膵性糖尿病）を呈する．慢性膵炎の病態と動脈硬化を結び付ける場合，2つの視点から考えることができる．ひとつは成因としての動脈硬化の関与，もうひとつは予後としての動脈硬化性疾患の関与である．前者として，特に高齢者の慢性膵炎患者ではその成因としてアルコール性が少なく，動脈硬化による膵の虚血性変化の関与が示唆されている[1, 2]．これに対し後者としては，慢性膵炎患者の死因として動脈硬化性疾患が上位を占めることをこれまで我々は報告している[3]．すなわち，慢性膵炎患者において動脈硬化は発症因子および予後を規定する因子として重要な意味を持つことが示唆される．そこで今回我々は，慢性膵炎患者において動脈硬化のひとつの指標となる脈波伝播速度（pulse wave velocity：PWV）を測定し，さらに動脈硬化の発症および進展に重要な意義をもつ LDL（low density lipoprotein）の質的変化について検討した．

1．対象および方法

慢性膵炎患者を含めた当科治療中の患者 148 例を対象に PWV を測定した．PWV は血圧脈波検査装置（フォルム PWV/ABI，日本コーリン社製）を用い，brachial-ankle PWV（baPWV）を動脈硬化の評価として用いた．148 例の内訳は年齢 62.1 ± 12.9 歳，男性 91 例（60.8 ± 13.0 歳），女性 57 例（64.2 ± 12.7 歳），慢性膵炎患者 31 例，糖尿病患者 123 例であった．

慢性膵炎患者 31 例の臨床背景を表 16–1 に示す．年齢は 58.3 ± 10.8 歳，男性 22 例，女性 9 例，糖尿病の合併 20 例（インスリン治療 15 例），石灰化膵炎 11 例，消化酵素製剤投与は 19 例であった．これらの症例において baPWV に加え，動脈硬化の危険因子である血清脂質および近年注目されている動脈硬化のマーカーである高感度 CRP を測定した[4]．

表 16–1　慢性膵炎患者の背景

症例	31例
年齢	58.3±10.8歳
男／女	22例／9例
糖尿病の合併	20例（64.5%）
石灰化膵炎	11例（36.6%）
膵手術施行例	4例（12.9%）
喫煙	18例（58.0%）
高血圧	11例（36.6%）

表 16–2　慢性膵炎患者の死因

糖尿病および糖尿病性合併症による（低血糖、腎不全、人口透析など）	19例（33.9%）
動脈硬化性疾患による（脳血管障害、心・冠動脈疾患など）	8例（14.3%）
悪性腫瘍による	6例（10.7%）
感染症による	6例（10.7%）
膵疾患による	4例（ 7.1%）
消化器・肝疾患による	4例（ 7.1%）
その他	9例（16.0%）

表 16–3　慢性膵炎患者の糖尿病性合併症の合併頻度

		1990年（85例）	2000年（118例）	
網膜症	な　し	52.9%	36.4%	p<0.05
	単純型	28.2%	38.1%	n.s.
	増殖型	10.6%	11.0%	n.s.
腎　症	な　し	74.1%	52.5%	p<0.01
	2～3期*	22.4%	26.3%	n.s.
	4～5期**	2.3%	11.0%	p<0.05
神経障害	な　し	51.7%	40.7%	n.s.
	有　り	37.6%	44.9%	n.s.

*2期：早期腎症，3期：顕性蛋白尿期
**4期：腎不全期，5期：人工透析期

表 16–2 は 2000 年に当科および関連施設における慢性膵炎患者 204 例を集計した際の，死亡例 56 例の死因をまとめたものである[3]．死因を大別すると糖尿病および糖尿病性合併症によるものが 33.9%と第 1 位を占め，なかでも腎不全による死亡が近年増加していることが注目すべき点である．そして動脈硬化性疾患によるものが第 2 位を占めており，予後を左右する重要な因子とし

て考えることができる．また当科における慢性膵炎患者の糖尿病性合併症の合併頻度を1990年と2000年とで比較したものを表16–3に示す[3]．腎不全および人工透析施行の患者が有意に増加していることがわかる．

また，動脈硬化に深く関与する因子としてLDLの質的変化が挙げられる[5]．LDLはその粒子サイズの小型化に伴い酸化されやすいという特徴を有し，酸化LDLは動脈硬化に重要な意義を持つことが知られている[6]．そこで慢性膵炎患者およびインスリン分泌の低下している2型糖尿病患者において，LDL粒子サイズをPAGE法（polyacrylamide gel tube electrophoresis method）[7]を用いて，また生体内の抗酸化物質である血中ビタミンEを蛍光法[8]を用いて測定した．なお表記は平均値±標準偏差もしくは平均値とした．

2．結　　果

1）PWVを評価するに当たり，慢性膵炎患者31例と人工透析施行患者14例においてbaPWVを比較した（図16–1）．慢性膵炎患者の1,716.2±405.9 cm/secに対し，人工透析患者では2,412.3±766.7 cm/secと有意に人工透析患者で動脈硬化が進行していることが示された（健常者ではbaPWVは1,400 cm/sec以下を示す）．また肝硬変患者や脂肪肝患者においても同様にbaPWVを測定したが，慢性膵炎患者と有意な差はみられなかった（肝硬変1,764.8±495.1 cm/sec，脂肪肝1,558.5±398.1 cm/sec）．

2）慢性膵炎31例を確診群14例と疑診群17例とに分けbaPWVを比較したところ（図16–2），両群で差は認められなかった（確診群1,742.3 cm/sec，疑診群1,694.7 cm/sec）．また高感度CRPも両群で有意な差はみられなかった

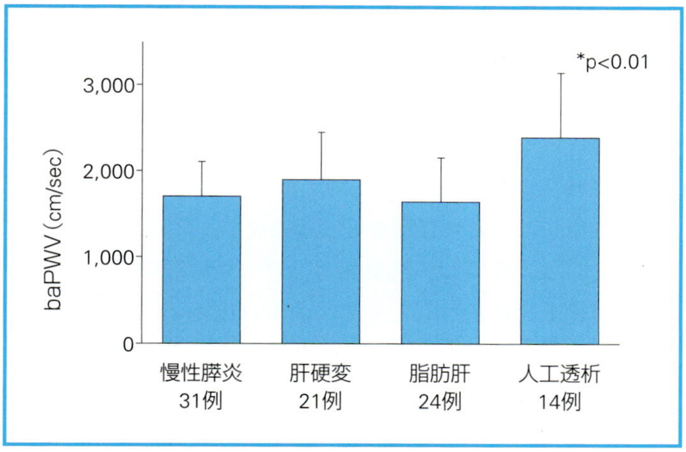

図16–1　各疾患別にみたbaPWV

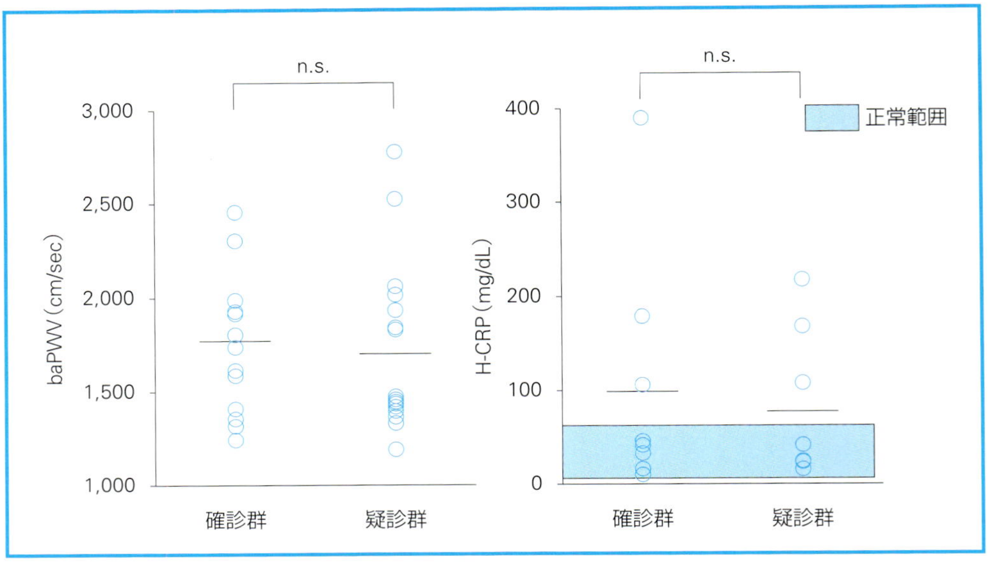

図 16–2　慢性膵炎患者における baPWV および高感度 CRP の測定

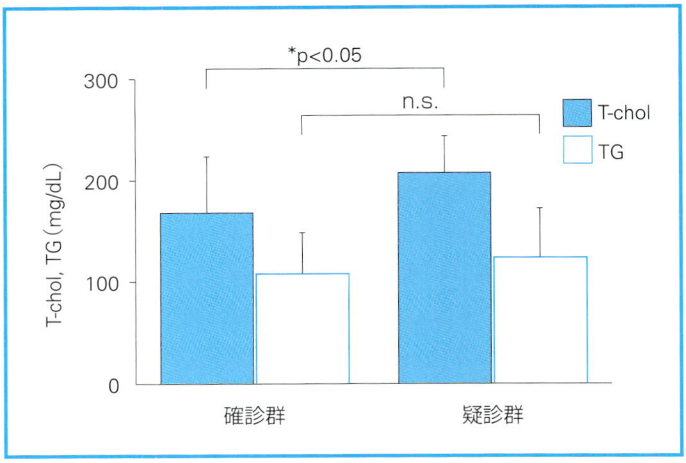

図 16–3　慢性膵炎患者の血中脂質濃度

（確診群 101.7 μg/dL，疑診群 79.2 μg/dL）．総コレステロールは確診群で有意に低値であったが（確診群 169.7 mg/dL，疑診群 207.5 mg/dL，p<0.01），中性脂肪は両群で有意な差は認めなかった（図 16–3）．

3）図 16–4 は慢性膵炎確診群と疑診群で LDL 粒子サイズおよびビタミン E 濃度を比較検討したものである．LDL 粒子サイズは数値が大きいほど，粒子サイズが小さく酸化されやすいことを示すが，両群で有意な差はみられなかった（確診群 0.363，疑診群 0.344，基準値 0.30—0.36）．またビタミン E 濃度は確診群で有意に低値であった（確診群 0.644 mg/dL，疑診群 1.360 mg/dL，p<0.01，基準値 0.8—1.2 mg/dL）．

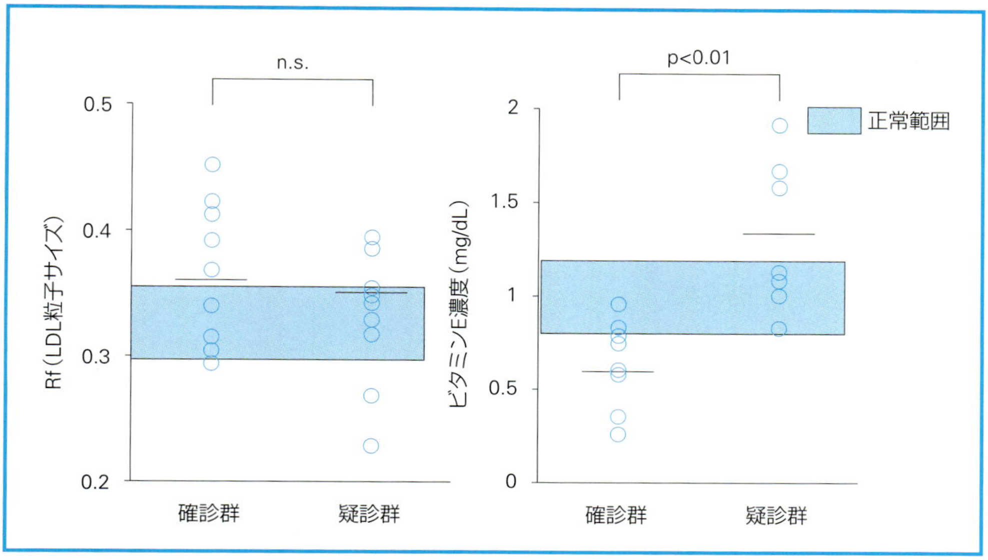

図 16–4　慢性膵炎患者の LDL 粒子サイズとビタミン E 濃度

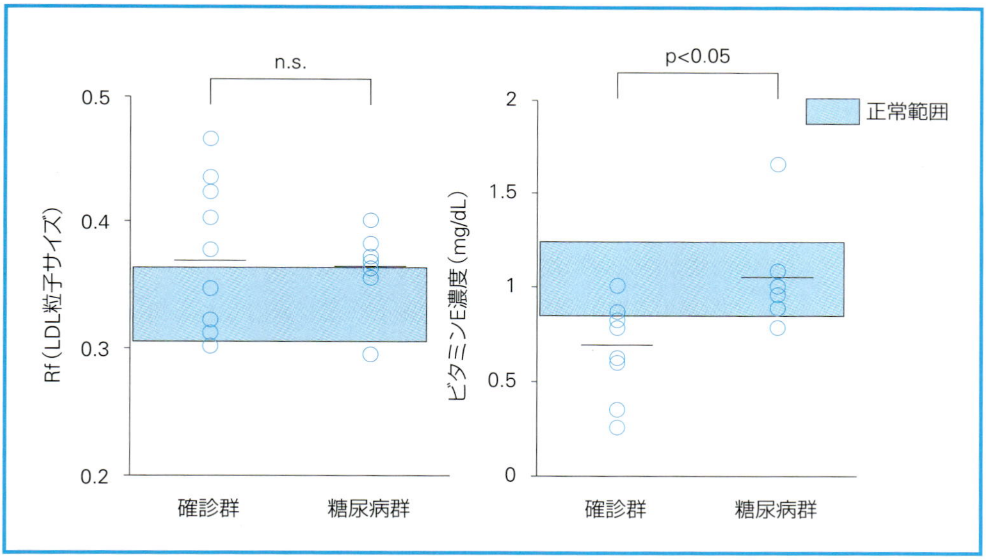

図 16–5　慢性膵炎確診群と糖尿病患者の LDL 粒子サイズとビタミン E 濃度

4）慢性膵炎確診群は二次性糖尿病を呈している．慢性膵炎確診群と糖尿病患者とで LDL 粒子サイズおよびビタミン E 濃度を比較検討した（図 16–5）．なお糖尿病患者群は尿中 C ペプチドが 20 μg/ 日以下の群，すなわち膵性糖尿病と病態が似た群を対象とした．両群で LDL 粒子サイズに差はなかったものの（膵炎確診群 0.369，糖尿病群 0.356，基準値 0.30―0.36），ビタミン E 濃度は慢性膵炎確診群で有意に低値であった（確診群 0.651 mg/dL，糖尿病群 1.010 mg/dL，$p<0.05$，基準値 0.8―1.2 mg/dL）．

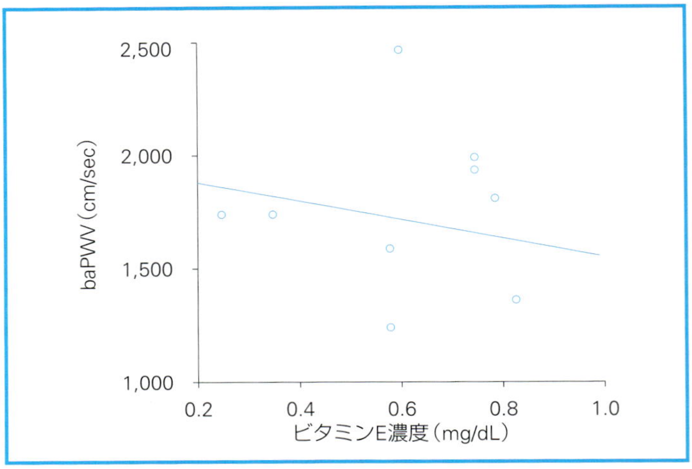

図 16–6　慢性膵炎確診群における baPWV とビタミン E 濃度の相関

5）さらに血中ビタミン E 濃度の低下している慢性膵炎確診群 10 例において，baPWV とビタミン E 濃度との関連を検討したところ，ビタミン E の低下とともに baPWV が高値となる傾向を認めた（図 16–6）.

3. 考　察

動脈硬化は加齢とともに進行し，さらに糖尿病や脳血管疾患，冠動脈疾患，高脂血症などの疾患との関与が広く知られている[9, 10]. 消化器疾患と動脈硬化の関連は虚血性腸炎などの一部の疾患で成因として知られているが，一般的にはこれまで検討は少なく，特に慢性膵炎と動脈硬化に関する検討も報告はほとんどみられない．慢性膵炎は非代償期になると腹痛発作は消失し，消化吸収不良に伴う栄養障害と膵性糖尿病を呈するようになり，病期に応じた適切な治療が必要となる[11]. 栄養障害のため一般に動脈硬化の危険因子として知られる高脂血症を認めないのが特徴である．一方で糖尿病においては血糖コントロールの不良により動脈硬化が進行しやすいため，慢性膵炎患者において動脈硬化を評価するのは複雑で興味深いものと思われる.

これまで我々は慢性膵炎患者の死因として腎不全（人工透析を含む）が近年増加してきていることを報告している[3]. これは慢性膵炎患者の非代償期の管理，すなわち低血糖死を防ぐ緩めの血糖コントロールおよび消化酵素製剤を含めた患者の栄養管理の徹底が寄与するところが大きいと考えることができる[11]. したがって慢性膵炎患者の余命が延長され，その結果いわゆる一般的な 2 型糖尿病と同様な転帰をとる症例が増えてくることとなる[3]. 糖尿病性合併症が進行して腎不全を呈すると動脈硬化も顕著になる．すなわち慢性膵炎患者において動脈硬化は予後を規定する重要な因子であると考えることができる．

今回我々は，脈波伝播速度を簡便に測定し動脈硬化を評価することができるフォルム PWV/ABI を用いて慢性膵炎患者を中心に個々の症例で動脈硬化を評価した．図 16–1 に示すように慢性膵炎患者と人工透析患者を PWV で比較すると，人工透析患者で有意に PWV は高値であり動脈硬化が進行していることがわかる．肝硬変や脂肪肝などの消化器疾患を有する患者についても PWV を比較したが，明らかな疾患特異性はみられなかった．

慢性膵炎 31 例（表 16–1）について動脈硬化を評価するにあたり，今回確診例 14 例と疑診例 17 例に分けて両群の相違について検討した．両群で PWV に差は認めず，PWV からみて動脈硬化の程度に差がないことが示された．近年，高感度測定法による CRP が動脈硬化のマーカーとして用いられている．動脈硬化の発症進展において炎症反応は密接に関わっており，変性 LDL などの酸化ストレスやシェアストレス，喫煙などの他，*Helicobacter pylori* や単純ヘルペスウイルスなどによる感染が血管内皮障害を起こし，炎症性サイトカイン・ケモカインが動脈硬化巣を形成することが知られている[4]．慢性膵炎確診群および疑診例において高感度 CRP を測定したが両群で有意な差は認めなかった（確診群 101.7 μg/dL，疑診群 79.2 μg/dL，基準値 5—55 μg/dL）．慢性膵炎は膵の慢性炎症である点や，喫煙例も含まれているため，今後これらも含めた検討が必要と考えられる．

動脈硬化の危険因子として最も知られているのが血清脂質である．慢性膵炎確診群は程度に差はあるものの消化吸収障害を合併しており，これに対し確診群 14 例中 12 例で消化酵素製剤の補充がされていた．しかしながら確診群では疑診群に比して総コレステロールが有意に低値であった．一方 PWV から動脈硬化を評価すると差を認めないことは，動脈硬化の成立に多くの因子（年齢，血圧など）が関与することを裏付けると考えられる．

動脈硬化を脂質代謝の面から考える場合，酸化 LDL の存在が注目される[5]．酸化 LDL はマクロファージに取り込まれ，粥状動脈硬化の形成に重要な役割をもつ泡沫細胞を形成するなど，動脈硬化の発症から完成まで全ての段階に関与していると考えられている．LDL はマクロファージや内皮細胞で生成される O_3^- や Cu^{2+} により脂質部分の酸化が起こり，次いでアポ B のアミノ酸部分が酸化され完成すると考えられている．また，LDL はその粒子サイズの小型化とともに催動脈硬化性が増すことが臨床的にも実験的にも知られている[6]．小粒子化した LDL は組成上コレステロールに乏しくアポ B に富んでいるため，臨床検査値からは LDL コレステロールが高値でないにもかかわらずアポ B が高値の場合，LDL は小型化していると判断できる．すなわち LDL 粒子サイズの小型化が認められれば，酸化されやすく動脈硬化のリスクを有すると考えることができる．

そこで今回我々は，慢性膵炎患者においてPAGE法を用いてLDL粒子サイズを測定した．図16–4に示すごとく，慢性膵炎確診群と疑診群で比較したところLDL粒子サイズに差は認めなかった．LDLの小粒子化は糖尿病患者や肥満で高頻度にみられることが知られており[12]，今回慢性膵炎確診群と2型糖尿病患者で内因性インスリン分泌の低下（尿中Cペプチド20 μg/day以下）した症例とでLDL粒子サイズを比較した．インスリン分泌の点で糖尿病の病態が類似している両群での比較であったが，LDL粒子サイズに有意な差は認めなかった（図16–5）．

一方，生体内で強力な抗酸化作用を有する物質としてビタミンEが知られている[13]．ビタミンEは*in vitro*においてLDLの酸化を用量依存性に抑制することが知られており，また臨床的には動脈硬化の予防効果について注目されている[14]．今回LDL粒子サイズとともに，慢性膵炎患者におけるビタミンE濃度についても測定した．慢性膵炎確診群では疑診群に比べ有意にビタミンEが低値であり，また糖尿病群と比較しても同様であった．慢性膵炎確診群は非代償期の患者が多く，14例中12例で消化酵素製剤の補充を行っていた．一般に慢性膵炎非代償期では消化吸収不良を呈し，脂肪便による糞便中へのエネルギーの喪失や糖尿病による尿糖排泄などで栄養状態は不良となり，同時に脂溶性ビタミンであるビタミンEをはじめA，D，Kが低下する[15, 16]．慢性膵炎確診群で消化酵素製剤が十分量補充されていたにもかかわらず，ビタミンEが低値であるということは，動脈硬化のリスクを有していると推測することができる．しかし単に消化吸収不良による結果であるとも考えられるため，今後症例を増やした検討が必要と思われる．

また，慢性膵炎確診群10例においてビタミンEとbaPWVの相関をみたところ（図16–6），症例が少なく有意な相関ではないものの，ビタミンE濃度の低下とともにbaPWVが高値となる傾向を認めた．菊池ら[17]は，酸化LDLの酸化の程度とビタミンE濃度との間に負の相関がみられたと報告している．すなわちビタミンE濃度が減少するとLDLは酸化を受けやすくなり，動脈硬化を発症しやすい状態になると考えられる．したがって，慢性膵炎確診群では動脈硬化のリスクを有していると考えられ，baPWVとの検討でも今回の結果は興味深いものであった．

以上，慢性膵炎患者と動脈硬化についてPWVを用いた評価および脂質代謝の面から検討した．動脈硬化のリスクは多彩であり，個々の因子が各症例において複雑に関与していると考えられる．今後はさらに症例を増やした詳細な検討が課題となる．

［葛西　伸彦・中村　光男・松井　　淳・柳町　　幸
丹藤　雄介・小川　吉司・須田　俊宏］

文　献

1）石井兼央：高齢者の慢性膵炎．胆と膵，3：1323-1327，1982．
2）安部宗顕ら：虚血性慢性膵炎の存在について．胆と膵，3：1305-1314，1982．
3）葛西伸彦ら：老年者慢性膵炎の臨床的特徴および予後に関する検討．老年消病，12：271-276，2000．
4）山下　毅ら：動脈硬化とCRP．綜合臨牀，51：425-426，2002．
5）Steinberg D, et al : Beyond cholesterol : Modifications of lowdensity lipoprotein that increase its atherogenicity. N Engl J Med, 320 : 915-924, 1989.
6）Austin MA, et al : Atherogenic lipoprotein phenotype : a proposed genetic marker coronary heart disease risk. Circulation, 82 : 495-506, 1990.
7）Hoefner DM, et al : Development of a rapid, quantitative method for LDL subfraction with use of the Quatimetrix Lipoprint LDL System. Clin Chem, 47 : 266-274, 2001.
8）阿部皓一ら：血清トコフェロールのけい光定量．栄養と食糧，28：277-280，1975．
9）Laurent S, et al : Aortic stiffness is an independent predictor of all-caused and cardiovascular mortality in hypertensive patients. Hypertension, 37 : 1236-1241, 2001.
10）Blacher J, et al : Aortic pulse wave velocity as a marker of cardiovascular risk in hypertensive patients. Hypertension, 33 : 1111-1117, 1999.
11）中村光男ら：慢性膵炎　病期からみた治療方針．綜合臨牀，48：1732-1738，1999．
12）Reaven GM, et al : Insulin resistance and hyperinsulinemia in individuals with small dense low density lipoprotein particles. J Clin Invest, 92 : 141-146, 1993.
13）Tapple AL : Vitamin E and free radical peroxidation of lipids. Ann NY Acad Sci, 203 : 12-28, 1972.
14）Stephens NG, et al : Randomised controlled trial of vitamin E in patients with coronary disease : Cambridge Heart Antioxidant Study (CHAOS). Lancet, 347 : 781-786, 1996.
15）中村光男ら：慢性膵炎と食事療法．栄養—評価と治療，13：47-53，1996．
16）Nakamura T, et al : Short-chain carboxylic acid in the feces in patients with pancreatic insufficiency. Acta Gastroenterol Belg, 56 : 326-331, 1993.
17）菊池　徹ら：ビタミンE研究の進歩Ⅳ（ビタミンE研究会編）．p137-141，共立出版，1994．

17 消化性潰瘍と動脈硬化

1．目　　的

わが国も本格的な高齢化社会を迎えようとしている今日，高齢者医療の充実が社会的にも大きな課題となっている．高齢者医療あるいは老年医学の基礎として老化に伴う身体諸機能の変化と各疾患との関わりが知られるようになってきたが，全身に生じる動脈硬化症が様々な臓器，特に，循環器系や中枢神経，腎疾患などに深く関わっていることは明らかにされている．しかし，動脈硬化と消化器疾患との関わりは未だ不明な点が多い．それでも，消化器疾患の中でも好発年齢の違いや疾患による経年的な変化などが認められ，消化器疾患の病態にも aging の関与が示唆されており，動脈硬化が関与している可能性も認められる．

最近，消化性潰瘍についても，高齢者に発症する胃潰瘍あるいは十二指腸潰瘍が増加しているとの報告がある[1]．そして，高齢者胃潰瘍には若年者潰瘍とは異なるいくつかの特徴が報告されている．例えば，並木ら[2]の報告によれば，高齢者胃潰瘍は大きく，深いものが多く，また，出血潰瘍が多い．さらに，NSAIDs 潰瘍も高齢者に多く発症していることも報告されている[3]．しかし，その病態については十分に解明されていないが，一般的に高齢者においては胃酸分泌能は低下しており[4]，むしろ，防御因子系の低下が生じていることが推測される．例えば，若年者に比べて胃粘膜血流が低下しているとの報告もあり[5]，その原因としては胃壁の動脈硬化による可能性もある．胃潰瘍の発症原因として Virchow[6] 以来，血管説が認められ，わが国においても血管説を示唆する研究が報告されてきた[7–9]．すなわち，何らかの機序によって血行障害が局所に生じ，その結果，局所の虚血や栄養障害を生じ，組織が壊死に陥るとするものである．血行障害を来す血管の狭小化や閉塞の原因としては動脈硬化が重要だが，これまでにも胃潰瘍症の胃壁動脈には動脈硬化が高度であるとの報告[10]が認められており胃潰瘍発症機序と動脈硬化との関連性が推測することができる．しかし，最近まで，症例に対する動脈硬化の評価を行うにあたって，数値化などして客観的に評価する方法が認められなかったが，血圧脈波検査装置（フォルムPWV/ABI，日本コーリン社製）が開発され，症例に対しても用いられるようになってきた．今回，著者らは消化性潰瘍と動脈硬化との関連を明らかにするためにフォルムPWV/ABIを用いて動脈閉塞および動脈硬化を測定して消化性潰瘍との関連について検討したので，その検討結果とその中の2症例の提示を行う．

2．方　法

当院にて2001年4月から2002年2月までの間に上部消化管内視鏡検査を受けた204例（胃潰瘍十二指腸潰瘍，慢性肝疾患，虚血性腸炎，炎症性腸疾患，胃炎，他）に対して上腕から足首までの脈波伝播速度（brachial-ankle pulse wave velocity：baPWV）と下肢動脈閉塞の指標である足首最高血圧／上腕最高血圧比，ABI（ankle-brachial index）値を測定し，ABI値は0.9以下を動脈閉塞陽性として，またbaPWVは1,400 cm/sec以上または同年代の平均値±2SDより高い値を動脈硬化陽性として，動脈硬化の有無を評価して消化性潰瘍および出血性潰瘍さらにNASAIDsとの関連について検討した．さらに，その中の2症例について提示する．

3．結　果

1　消化性潰瘍と動脈硬化

表17−1に示すように，全症例の平均年齢は58.3歳であり平均baPWVは1,541±32 cm/secであった．同年齢の平均baPWVとの比較では動脈硬化陽性率は25％で，baPWVは1,400 cm/sec以上は50％に認められた．胃潰瘍症例では平均年齢は60.2歳であり，平均baPWVは1,604±78 cm/secであった．同年齢の平均baPWVとの比較では動脈硬化陽性率は33.3％で，baPWV 1,400 cm/sec以上は60％に認められた．十二指腸潰瘍症例では平均年齢は54.9歳であり，平均baPWVは1,467±62 cm/secであり，同年齢の平均baPWVとの比較では動脈硬化陽性率は36.8％で，baPWV 1,400 cm/sec以上は53.3％に認められた．有意な差は認められないが，胃潰瘍においてわずかに動脈硬化陽性率が高い傾向が認められたが，平均年齢もわずかに高かった．

表 17–1　消化性潰瘍と動脈硬化

症例（平均年齢）	baPWV	PWV>年齢ごとの平均			PWV>1,400cm		
		陽性者	陰性者	%	陽性者	陰性者	%
全症例（58.3±0.9）	1,541± 32	51	153	25	102	102	50
GU（60.2±1.3）	1,604± 78	20	40	33.3	36	24	60
DU（59.4±2.6）	1,467± 62	7	12	36.8	11	8	57.9
GERD（62.2±2.9）	1,644±135	4	6	40	6	4	60

表 17–2　出血性潰瘍と動脈硬化

症例（平均年齢）	baPWV	PWV>年齢ごとの平均			PWV>1,400cm		
		陽性者	陰性者	%	陽性者	陰性者	%
全胃潰瘍（60.2±1.3）	1,604± 78	20	40	33.3	36	24	60
出血性（60.7±1.6）	1,674±147	13	17	43.3	18	12	60
非出血性（59.8±2.0）	1,540± 63	7	23	23.3	16	14	53.3

2　出血性潰瘍と動脈硬化

表 17–2 に示すように，胃潰瘍症例の中でも出血性潰瘍と非出血性潰瘍に分けて検討してみると，出血性潰瘍群（平均年齢 60.7 歳）では平均 baPWV は 1,674 ± 147 cm/sec であり，同年齢の平均 baPWV との比較では動脈硬化陽性率は 43.3％で，baPWV 1,400 cm/sec 以上は 60％に認められた．非出血性潰瘍群（平均年齢 59.8 歳）では平均 baPWV は 1,540 ± 63 cm/sec であり，同年齢の平均 baPWV との比較では動脈硬化陽性率は 23.3％で，baPWV 1,400 cm/sec 以上は 53.3％に認められた．すなわち，出血性潰瘍群は非出血性潰瘍群に比較して動脈硬化陽性率が高い傾向が認められた．

3　NSAIDs 胃粘膜障害と動脈硬化

また，NSAIDs 服用者における胃粘膜障害発症と動脈硬化との関連について検討したが，表 17–3 に示すように，NSAIDs 服用者全症例の平均年齢は 63.7 歳であり平均 baPWV は 1,666 ± 154 cm/sec であった．同年齢の平均 baPWV との比較では動脈硬化陽性率は 33.3％で，baPWV は 1,400 cm/sec 以上は 58.3％に認められた．NSAIDs 服用による胃粘膜障害（潰瘍または AGML）発症群では平均年齢は 63.3 歳であり，平均 baPWV は 1,832 ± 253 cm/sec であった．同年齢の平均 baPWV との比較では動脈硬化陽性率は 46.7％で，

表 17–3 NSAIDs 粘膜障害と動脈硬化

症例(平均年齢)	baPWV	PWV>年齢ごとの平均			PWV>1,400cm		
		陽性者	陰性者	%	陽性者	陰性者	%
NSAIDs(＋)(63.7±2.2)	1,666±154	8	16	33.3	14	10	58.3
粘膜障害(＋)(63.3±3.0)	1,832±253	7	8	46.7	10	5	66.6
粘膜障害(－)(64.3±3.3)	1,440± 60	1	8	11.1	4	5	44.4

表 17–4 出血性 NSAIDs 潰瘍と動脈硬化

症例(平均年齢)	baPWV	PWV>年齢ごとの平均			PWV>1,400cm		
		陽性者	陰性者	%	陽性者	陰性者	%
粘膜障害(＋)(63.3±3.0)	1,832±253	7	8	46.7	10	5	66.6
出血性 (66.6±1.5)	2,141±466	5	4	55.6	7	2	77.8
非出血性 (60.4±6.0)	1,562±104	2	4	33.3	3	3	50

baPWV 1,400 cm/sec 以上は 66.6％に認められた．NSAIDs 服用下での非胃粘膜障害発症群では平均年齢は 64.3 歳であり，平均 baPWV は 1,440 cm/sec であり，同年齢の平均 baPWV との比較では動脈硬化陽性率は 11.1％で，baPWV 1,400 ± 60 cm/sec 以上は 44.4％に認められた．有意な差は認められないが，NSAIDs 服用下では胃粘膜障害発症例では非粘膜障害例に比べて動脈硬化陽性率が高い傾向が認められた．

4 出血性 NSAIDs 潰瘍と動脈硬化

NSAIDs 服用者における胃粘膜障害発症群の中でも出血潰瘍群と非出血潰瘍群との間で動脈硬化率を比較してみると，表 17–4 に示すように，出血性潰瘍群（平均年齢 66.6 歳）では平均 baPWV は 2,141 ± 466 cm/sec であり，同年齢の平均 baPWV との比較では動脈硬化陽性率は 55.6％で，baPWV 1,400 cm/sec 以上は 77.8％に認められた．非出血性潰瘍群（平均年齢 60.4 歳）では平均 baPWV は 1,562 ± 104 cm/sec であり，同年齢の平均 baPWV との比較では動脈硬化陽性率は 33.3％で，baPWV 1,400 cm/sec 以上は 50％に認められた．NSAIDs 潰瘍症における出血性胃潰瘍では非出血例に比べて動脈硬化陽性率が高い傾向が認められたが，平均年齢も高かった．

次に，これらの症例の中から 2 例症例を提示する．

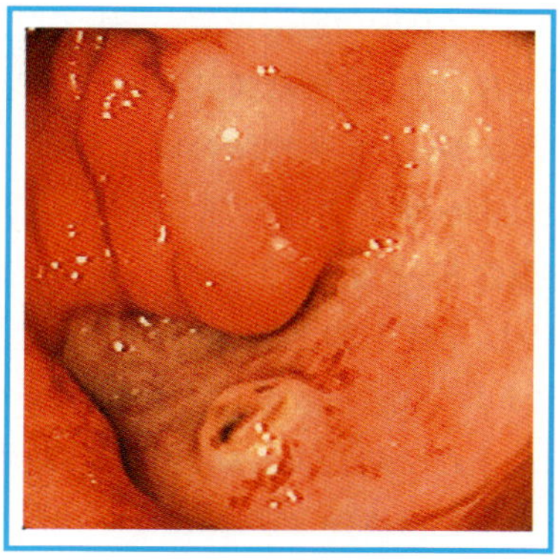
図 17–1　症例 1）76 歳，女性

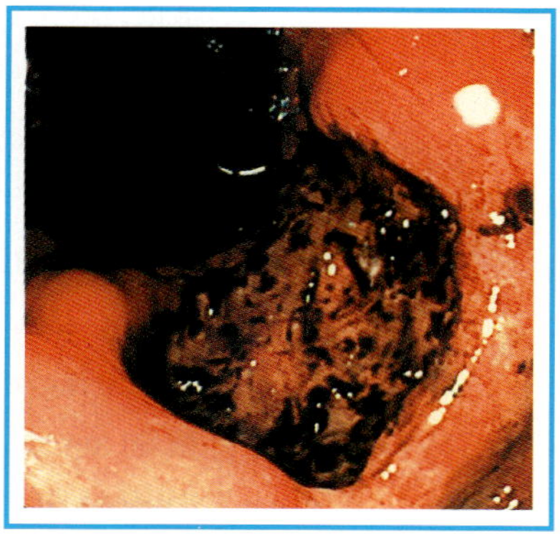
図 17–2　症例 2）67 歳，女性

症例 1）76 歳，女性

主訴は目眩，動悸，息切れである．数週間前から腰痛のためバファリンやボルタレンの服用を続けていたが，3 日前から目眩，動悸，息切れ，倦怠感が出現してきたため，当院救急外来を受診し入院となった．外来での検査で貧血が認められた（ヘモグロビン 5.1 g/dL）．上部消化管内視鏡検査では胃前庭部後壁に径 15 mm 大の潰瘍が認められ（図 17–1），潰瘍底に露出血管が見られたためにクリッピングを試行された．既往歴には，63 歳時に一過性脳虚血発作，65 歳時に骨粗鬆症，68 歳時に左踵骨骨折，73 歳時に脳硬塞がある．喫煙や飲酒歴は認められなかった．入院時の身体所見では血圧は 120/75 で，眼瞼結膜に貧血が認められたが，その他，特記すべきものは認められなかった．検査成績では赤血球 $177 \times 10^4/\mu$，ヘモグロビン 5.1 g/dL，ヘマトクリット 15.6％，白血球数 9,000/μL，血小板 $31.8 \times 10^4/\mu L$．総蛋白 4.8 g/dL，アルブミン 2.3 g/dL，総ビリルビン値 0.4 mg/dL，AST 18 IU/L，ALT 14 IU/L，総アミラーゼ値 85 IU，尿素窒素 31.9 mg/dL，クレアチニン 0.6 mg/dL，総コレステロール 123 mg/dL，中性脂肪 123 mg/dL，血糖 155 mg/dL であった．また，*Helicobacter pylori* は陰性であった．フォルム PWV/ABI を用いての検査では ABI が右側にて 1.35，左側にて 1.15 で，動脈閉塞は認められなかったが，baPWV では右側が 1,671，左側が 1,950 と動脈硬化が示唆される高い数値が認められた．

症例 2）67 歳，女性

主訴は上腹部痛と吐血．5 日前から上腹部痛が持続しており，外来受診当日，黒色の吐物が認められたため，当院内科外来を受診した．外来にて施行された上部消化管内視鏡検査にて出血性胃潰瘍と診断されたが，内視鏡検査では胃体中部小弯から後壁に出血を伴う深掘れ潰瘍が認められた（図 17–2）．既往歴には，55 歳時に胃潰瘍の既往がある．煙草を 1 日 10 本喫煙しており，飲酒は行ってなかった．NSAIDsの服用は認められなかった．入院時の身体所見では血圧は120/75 mmHgで，眼瞼結膜に貧血が認められたが，その他，特記すべきものは認められなかった．入院時の検査成績では赤血球437×10^4/μ，ヘモグロビン12.9 g/dL，ヘマトクリット38.6%，白血球数1,1700/μL，血小板29.6×10^4/μL．総蛋白5.6 g/dL，アルブミン3.3 g/dL，総ビリルビン値0.5 mg/dL，AST 55 IU/L，ALT 39 IU/L，総アミラーゼ値81 IU，尿素窒素32.6 mg/dL，クレアチニン0.8 mg/dL，総コレステロール194 mg/dL，血糖86 mg/dLであった．また，*Helicobacter pylori*は陰性であった．フォルムPWV/ABIを用いての検査ではABIが右側にて1.12，左側にて1.01で動脈閉塞は認められなかったが，baPWVでは右側が1,771，左側が2,359と動脈硬化が示唆される高い数値が認められた．

4．考　察

本研究において著者らはbaPWVを測定することによって消化性潰瘍と動脈硬化との関連について検討した．PWVは脈波が血管のある距離を伝播するのに要する時間を測定することで求められる．動脈壁が固いほど速度が早くなる．脈波の伝播速度が血管の固さによく相関することはすでに確立されている[11]．本研究においてはbaPWV，すなわち，上腕から足首までの脈波伝播速度を測定し，動脈硬化の指標としたので大動脈と上下肢の動脈硬化が反映さているものと思われるが，主に大動脈の硬化度を示しているものと思われる．しかし，大動脈の動脈硬化と胃壁の動脈硬化は相関することが示されており[10]，baPWVの数値は胃壁の動脈硬化も示すことが想定される．また，本研究においては下肢動脈閉塞の指標である足首最高血圧／上腕最高血圧比，ABI値を測定し，ABI値は0.9以下を動脈閉塞陽性[12]として，動脈硬化の指標として用い，動脈硬化陽性症例に加えた．結果で述べたように，胃潰瘍においてわずかに動脈硬化陽性率が高い傾向が認められた．しかし，平均年齢もわずかに高かった．また，胃潰瘍の中でも，出血性潰瘍群は非出血性潰瘍群に比較して動脈硬化陽性率が高い傾向が認められた．さらに，NSAIDs服用下では胃粘膜障害発症例では非粘膜障害例に比べて動脈硬化陽性率が高い傾向が認められた．また，NSAIDs服用者における胃粘膜障害発症群の中でも出血潰瘍群と非出血潰瘍群との間で動脈硬化率を比較してみると，NSAIDs潰瘍症における出血性胃潰瘍では非出血例に比べて動脈硬化陽性率が高い傾向が認められた．しかし，平均年齢も高かった．これらの結果より，胃潰瘍の発症，特に，出血性潰瘍発症には動脈硬化が関与していることを推定することができる．また，提示した2症例は2例とも*H. pylori*陰性であり，そのうち1例はNSAIDs服用歴があり，1例にはNSAIDs服用歴がない．しかし2例ともにbaPWV値が高く動脈硬化が示唆されていた例であり，潰瘍発症に動脈硬化が影響を与えたのではと思われた例である．

従来，胃潰瘍の発症に血行障害が関与しているとの説は，Virchow[6]以来多くの研究にて支持されてきた[7–9]．すなわち，胃壁の局所に血行障害が生じて，その部位に酸素不足や栄養障害を生じて，その結果，組織の壊死を来し，さらに，胃液による自己消化が加わり潰瘍が発症するという説である．そして，血行障害の原因としては血管の器質的変化が関与していることが示唆されていたが，中村ら[13]は血管内膜の肥厚が強く内腔の狭小化と血栓形成が認められた例が胃潰瘍にて33％，十二指腸潰瘍にて11％，さらに，血管内膜の軽度肥厚と内腔の軽度狭小化を来している例が胃潰瘍にて54％，十二指腸潰瘍にて17％あったことを報告しており，血管内膜の肥厚を来す動脈硬化が潰瘍発症に関与していることが示唆されてきた．さらに，従来から，腹部大動脈瘤と閉塞性動脈硬化症の術後の合併症として，上部消化管出血が多いことが知られているが，大城ら[14]は腹部大動脈瘤と閉塞性動脈硬化症症例に対して，術前に内視鏡検査を行い，腹部大動脈瘤では施行例の32％に，また閉塞性動脈硬化症では40％に胃十二指腸潰瘍が認められたと報告し，これらの疾患のような硬化性動脈病変ではすでに胃粘膜の抵抗性が減弱している状態にある可能性を推測している．その他，動脈硬化を来す原因となる糖尿病においても消化性潰瘍の合併が高いことも報告されている[15]．糖尿病，特に網膜症など血管障害を有する糖尿病では胃粘膜血流が低下していることも報告されている[16]．これらの報告から，動脈硬化症においては胃壁においても血行障害を生じて胃粘膜の脆弱性が増し，その結果，消化性潰瘍を誘発している可能性が推測できる．佐藤ら[17]は，動物実験によって血圧低下時に胃の潰瘍性病変が生じることを報告しているが，さらに，収縮期血圧が80 mmHg以下に低下すると胃粘膜においてhypoxiaが出現することを示した[18]．すなわち，血圧低下→低酸素状態→胃粘膜障害と続く病態機序を提示した．

以上，これらの報告から全身性動脈硬化疾患が消化性潰瘍の発症に重要な影響を与えていると推定できるが，全身の動脈硬化が胃壁の動脈硬化を実際生じているのか，さらに，消化性潰瘍症において胃壁の動脈硬化が認められるのか明らかにする必要がある．河村ら[10]は60歳以上の症例の切除胃を用いて，これらの課題について病理学的に検討している．河村らの検討では胃壁動脈硬化は，大動脈硬化と相関性が認められ，さらに，胃壁動脈硬化度は，胃潰瘍において高度であり早期胃癌では軽度であるとの結果であった[10]．すなわち，大動脈硬化を来す症例においては胃壁の動脈硬化を来し，胃潰瘍発症の誘因となっていることを示唆している．また，島田ら[19]は胃網膜動脈を検索し，胃潰瘍においては40歳代以上では変化のないものがなく，50歳代で全例に，60歳代では92.6%に内膜の何らかの動脈硬化性変化を認めると報告している．また，男全ら[9]も潰瘍底動脈について胃潰瘍では高度の変化を示すが，慢性胃炎や胃癌では軽度であると報告している．

今回の検討においては胃潰瘍の中でも出血性潰瘍においては非出血性潰瘍症例よりも動脈硬化率が高い結果であった．従来から，老人性潰瘍においては出血の合併が高いことが報告されている．田中ら[20]は，60歳以上を高齢者としてその胃十二指腸潰瘍の中の約20%に出血潰瘍が認められ，若年者の約10%に比べ出血性潰瘍の頻度が高いとしている．並木ら[2]も胃潰瘍からの顕出血の頻度は老人において若年者より高く，大出血例の64%は60歳以上の老人であると報告しており，その理由として老人の胃潰瘍は大きくて深いこと，血管が密な胃体部に発生することが多く，血管の露出する可能性が高いこと，さらに，胃壁動脈が硬化しているために収縮力が低下している可能性があることを想定している．以上のように高齢者の胃潰瘍においては出血合併例が高いが，今回の検討にて示唆されたように，出血を来しやすい理由のひとつとして動脈硬化が関与しているものと思われる．

また，今回の検討にて示したようにNSAIDs服用者において粘膜障害を合併する例で動脈硬化率が高いことが示された．従来，高齢者ではNSAIDs潰瘍が増加していると報告されているが[21]，Gilinskyら[22]の報告では高齢者のNSAIDs服用者の6—20%に消化性潰瘍の合併が認められると報告している．また，日本リウマチ財団委員会報告[23]においても，日本全国の83施設での疫学調査の結果からも胃潰瘍発生のリスクファクターのひとつとして満50歳以上，すなわち，高年齢が挙げられている．これらの報告はNSAIDs潰瘍の発症に高齢化が関与していることを示唆している．しかし，今回の著者らの検討から推定すると，老化現象の中でも動脈硬化が重要であると思われる．すなわち，動脈硬化による血行障害が粘膜の脆弱性をまし，NSAIDs服用によって容易に潰瘍が発生するものと想像することができる．

結　論

以上，今回の検討においてbaPWVと下肢動脈閉塞の指標である足首最高血圧／上腕最高血圧比（ABI）値を測定し，消化性潰瘍と動脈硬化との関連について検討した．今回の検討では，胃潰瘍症例においては出血を合併する例，あるいはNSAIDs服用者において胃粘膜障害を生じる例，さらに，NSAIDs服用者の出血性胃粘膜障害においては動脈硬化を合併している可能性が高く，これらの病態の発症には動脈硬化による血管の脆弱性が関与していることが示唆された．

［屋嘉比　康治・上市　英雄・大野　志乃・中村　孝司］

文　献

1) 並木正義：消化性潰瘍．図説臨床老年医学講座第8巻，消化器疾患，外科手術と麻酔(深沢俊雄ら編)．p80–95，メジカルビュー社，1986.
2) 並木正義：臨床からみた高齢者の胃病変—胃潰瘍—．胃と腸，12：599–604，1977.
3) 渡辺　亨ら：高齢者潰瘍．日本臨床，60（増刊号2）：603–607，2002.
4) Bloomfield AL et al : Gastric acidity: relation to various factors such as age and physical fitness. J Clin Invest, 5 : 285–294, 1928.
5) 佐藤信紘ら：加齢と胃粘膜血流動態—内視鏡下での高速・連続的臓器反射スペクトル法による測定．日消誌，78：2074–2078，1981.
6) Virchow R : Historisches Klitisches und positives zur lehre der Unterlei absaffektion. Virch Arch, 5 : 281–376, 1853.
7) 出口　昇：胃動脈硬化症の病理学的研究．長崎医会誌，38：223–235, 1963.
8) 津山　肇：慢性胃潰瘍に注ぐ動脈の病理組織学的研究，特に潰瘍の原因と見做すべき変化について．長崎医会誌，32：1497–1506，1958.
9) 男全正三ら：胃潰瘍—内科—．Geriatric Medicine，15：177–183，1977.
10) 河村　奨ら：胃疾患と胃壁動脈硬化．日消誌，75：639–647，1978.
11) Lehmann ED : Clinical value of aortic pulse-wave velocity measurement. Lancet, 354 : 528–529, 1999.
12) Hiatt WR : Medical treatment of peripheral arterial disease and claudication. N Engl J Med, 344 : 1608–1621, 2001.
13) 中村紀夫：消化管血流の研究6（消化器血流研究会編)．p117–140，メディカルトリビューン，1990.
14) 大城秀巳ら：硬化性動脈病変症例における摘出胃の病理組織学的検討.日消誌，87：2173，1990.
15) 浅木　茂ら：糖尿病と胃潰瘍．臨消内科，12：1831–1837，1990.
16) 細川英明ら：消化管血流の研究6（消化器血流研究会編)．p117–140，メディカルトリビューン，1990.
17) Sato N, et al : Hemodynamics of the gastric mucosa and gastric ulcer. Dig Dis Sci, 31 : 355–415, 1986.
18) 佐藤信紘ら：消化管血流の研究6（消化器血流研究会編)．p11–17，メディカルトリビューン，1990.
19) 島田信勝ら：胃疾患に於ける胃網脈動脈の年齢別変化について．老年病，4：237–238，1960.
20) 田中三千雄ら：高齢者潰瘍．日内会誌，84：879–884，1995.
21) Maeda A, et al : Development of acute gastric ulcers induced by NSAIDs in the elderly. Phamacometrics, 56 : 183–189, 1998.
22) Gilinsky NH : Peptic ulcer disease in the elderly. Gastroenterol Clin North Am, 19 : 255–271, 1990.
23) 塩川優一ら：非ステロイド抗炎症薬による上部粘膜障害に関する疫学調査．リウマチ，31：96–111，1991.

18 胃腺腫切除時にPWV法にて偶然発見された右総腸骨動脈閉塞性動脈硬化症

近年，食道，胃，大腸を中心とした腺腫，早期がんに対して内視鏡を用いた治療が広く行われている．なかでも内視鏡的粘膜切除術は，その治療成績が従来行われていた外科的開腹切除術に匹敵するとされるため，原則適応から徐々にその適応を拡大する傾向にある．

当科における内視鏡的胃粘膜切除は，分化型腺癌（pap，tub1）のうち平坦，隆起型に関してはその側方方向への大きさは制限なく，陥凹型は潰瘍のない直径20 mmまでを原則適応としている．その他の腺癌に対しては原則適応外としているが個々の症例に応じて対応している．また，胃腺腫に対しては内視鏡診断により経過観察をするばかりでなく，本人の希望も併せて病変部分の完全生検と治癒切除を目的に粘膜切除を行っている[1]．この粘膜切除術にあたっては粘膜下への注入溶液としてエピネフリン2 mgを含む高張生理食塩水を用いている．粘膜切除術は入院の上実施され，入院後にも問診，理学的所見から虚血性心疾患や閉塞性動脈症の有無が検索され，さらに安静時の心電図，単純胸腹部単純X線写真はルーチン検査として行われ，虚血性変化の有無，大動脈石灰化の有無等が確認される．しかしながら，本人の自覚症状が乏しく，ルーチン検査によっても拾い上げられない動脈硬化性疾患の存在が危惧される．今回，我々は胃腺腫切除を目的に入院したところPWV法にて偶然発見診断された右総腸骨動脈の閉塞性動脈硬化症の一例を経験したので症例を提示する．

1．症例）　74歳，男性

現病歴：特に自覚症状はなかったが，検診にて上部消化管内視鏡検査を受けたところ胃幽門前庭部に胃腺腫（中等度異型）を見いだされ，平成12年11月13日当科紹介受診．平成12年12月1日に内視鏡的粘膜切除術目的にて当科入院となった．

既往歴：昭和62年より高血圧にて内服加療，平成7年頃より不整脈，不眠症．

喫煙歴：20本／日（30年以上で現在も喫煙）

飲酒歴：日本酒2合／日×25年で現在は機会飲酒程度

家族歴：実母・輸血後劇症肝炎にて死亡

入院時現症：身長160.5 cm，体重50.0 kg，意識清明，体温36.1℃，脈拍66/分，整貧血，黄疸なし，頚部リンパ節触知せず，降圧剤の内服を忘れたためか，上肢血圧右164/72 mmHg，左170/66 mmHgであり明らかな血圧の左右差を認めなかった．胸腹部に異常所見なく，血管雑音を聴取しなかった．下肢に浮腫を認めず，両側足背動脈はほぼ均等に触知できた．

2．入院時検査成績（表18–1）

検査成績からは明らかな高脂血症，糖尿病を認めず高血圧と喫煙歴が動脈硬化の危険因子と考えられた．胸腹部単純X線写真（写真18–1—4）では，明らかな動脈硬化を示す所見は認められなかった．

表18–1　入院時検査成績

TB	0.4 mg/dL	T-chol	216 mg/dL	WBC	6,000/mm^3
AST	19 U/dL	TG	127 mg/dL	RBC	4.30*10^6/mm^3
ALT	8 U/dL	HDLC	51.6 mg/dL	HGB	14.0 mg/dL
LDH	169 IU/L	GLU	111 mg/dL	HCT	40.1%
ALP	117 IU/L	UA	7.3 mg/dL	PLT	23.7*10^4/mm^3
γ-GTP	18 IU/L	BUN	18 mg/dL	PT活性	109.5 %
CH-E	1,377 IU/L	CREA	0.99 mg/dL	PT INR	0.95
TP	7.1 g/dL	Na	144 mEq/L	APTT	27.0（30.3）
ALB	4.3 g/dL	K	4.5 mEq/L	FIBG	224 mg/dL
A/G	1.5	Cl	110 mEq/L		
TTT	11.2 U	HbsAg	(−)	CRP	0.3 mg/dL以下
ZTT	13.3 U	HCV-Ab	(−)	レニン活性	5.6 AI/mL･h
		TPHA	(−)	アルドステロン	78 pg/mL

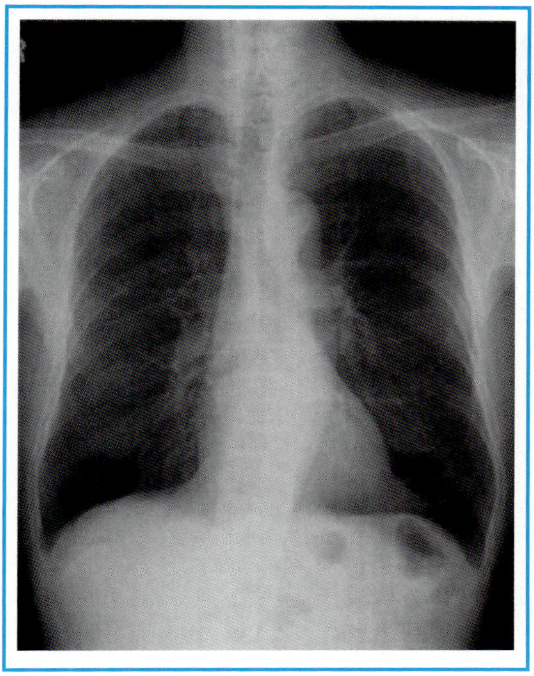

写真 18–1　胸部単純 X 線写真（正面）

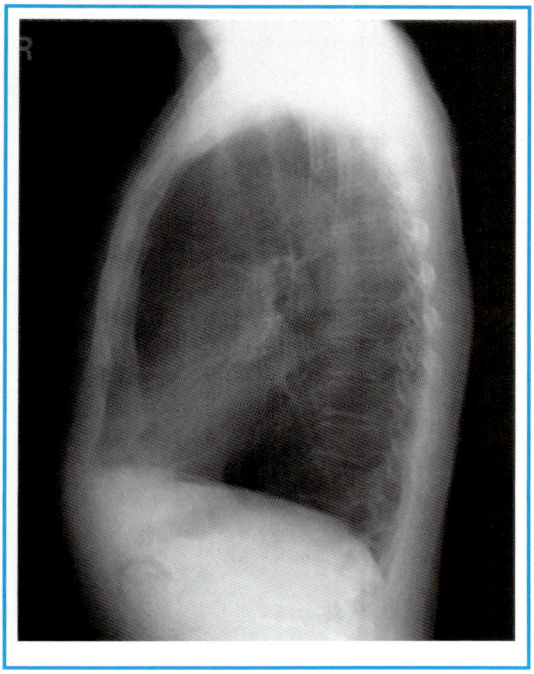

写真 18–2　胸部単純 X 線写真（側面）

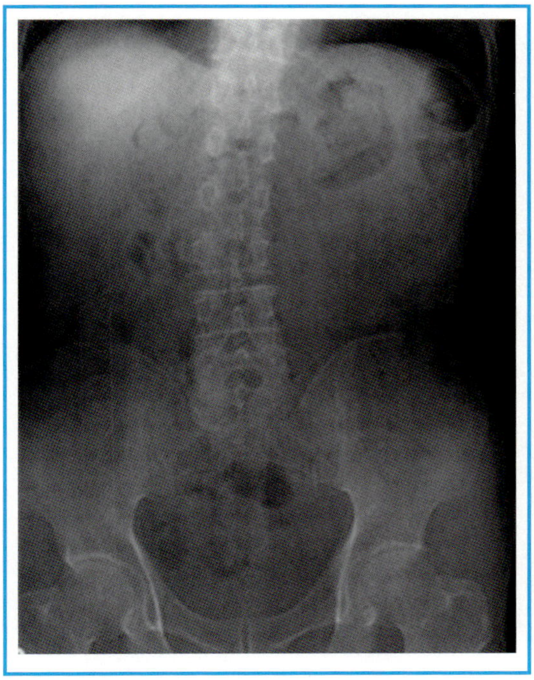

写真 18–3　腹部単純 X 線写真（臥位）

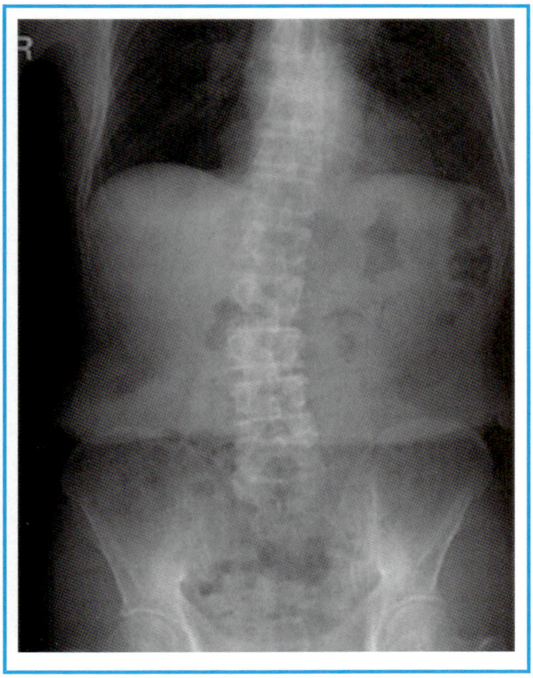

写真 18–4　腹部単純 X 線写真（立位）

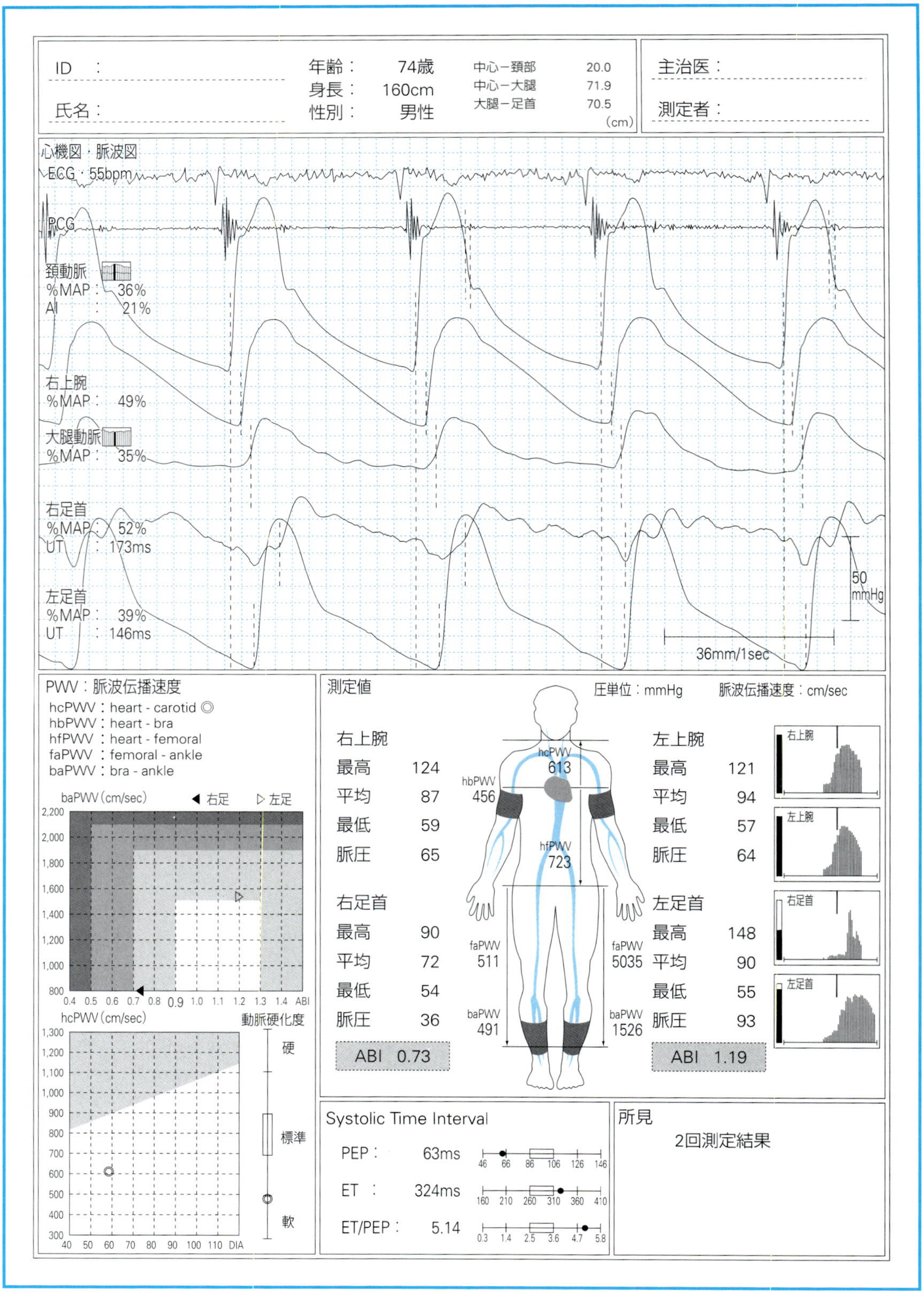

図 18-1 血圧脈波検査解析結果

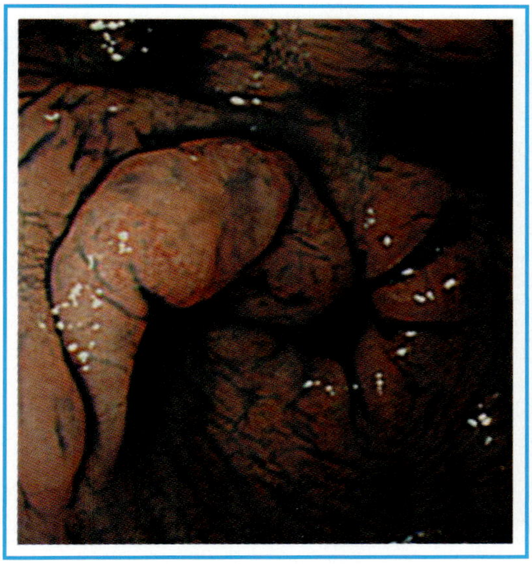

写真 18–5　胃幽門前庭部小弯やや前壁よりの白色調の平坦な隆起性病変

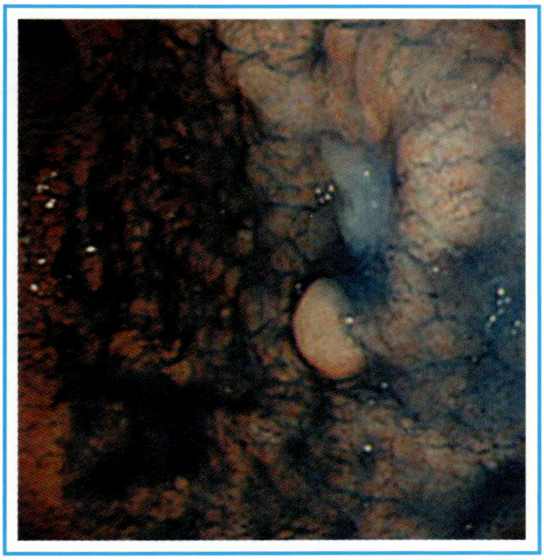

写真 18–6　胃体中部後壁の小隆起性病変

3．入院後経過

特に本人よりの訴えはなかったが，血圧脈波検査装置（フォルム PWV/ABI，日本コーリン社製）にて ankle brachial index（ABI）を測定したところ，右 0.73，左 1.19，brachial-ankle pulse wave velocity（baPWV）は右で 491 cm/sec，左では 1,526 cm/sec となり，右側閉塞性動脈硬化症 ASO が疑われた（図 18–1）．

この事実をもとに，改めて病歴を聴取し直したところ，昭和 62 年頃より右腰痛があり，近医では“坐骨神経痛”として診断されていたこと．さらに，平成 2 年頃より右腰痛が悪化し，大腿から下腿痛があり，現在では約 500 m 歩くと腰部から始まり足底にまで及ぶ痛みがあり，間欠跛行となっていたことが判明した．また正座により下肢痛が増悪するため正座ができなかったことも判明した．循環器外科にコンサルトし，右総腸骨動脈領域における閉塞性動脈硬化症と診断され，内服治療（①アテネロール 25 mg・1 錠，ニソルジピン 5 mg・1 錠，カンデサルタンシレキセチル 4 mg・2 錠×1（朝），②ベラプロストナトリウム 20 μg・6 錠×3（食後））による経過観察となった．

内視鏡的胃粘膜切除術の対象となる主病変は幽門前庭部小弯やや前壁よりの白色調の平坦な隆起性病変（写真 18–5）であり，さらに胃体中部後壁に同様な小隆起性病変（写真 18–6）を認めた．*Helicobacter pylori* に関しては，培養陽性であり，薬剤感受性試験では アモキシシリン（AMPC）≦0.016，クラリ

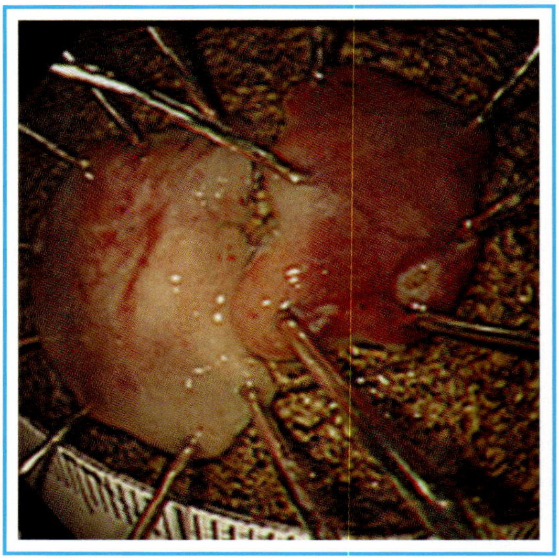
写真 18–7　胃幽門前庭部

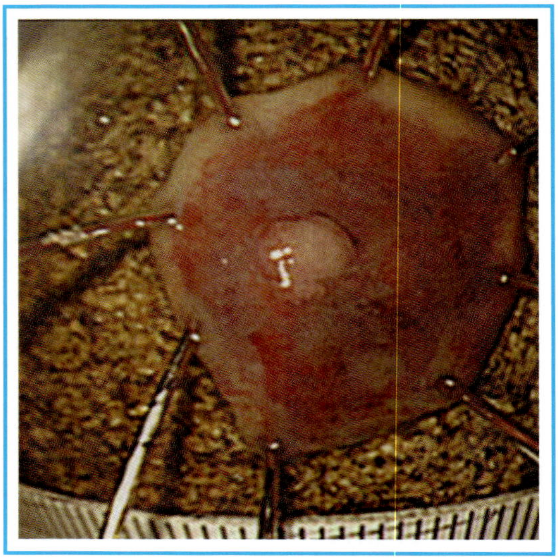
写真 18–8　胃体中部後壁

スロマイシン（CAM）8，メトロニダゾール（MTN）≦0.016，塩酸テトラサイクリン（TC）0.032 であった．

平成 12 年 12 月 7 日それぞれの胃腺腫に対して胃粘膜切除術を一期に実施した（胃幽門前庭部：写真 18–7，胃体中部後壁：写真 18–8）．

この際，ASO の存在を考慮し，通常の粘膜切除術に用いるエピネフリン 2 mg を除いた高張生理食塩水を粘膜下局注後に透明フードを用いて切除した．幽門前庭部は二分割切除，胃体中部後壁は一括切除となり，それぞれの病理結果は Tubular adenoma with moderate to severe atypia と Tubular adenoma with moderate atypia であり，術中，術後に問題なく，12 月 26 日に軽快退院した．外来にて除菌治療予定である．

4．考　察

1981 年にがんが死因の第 1 位となって以来，がんの早期発見，治療に精力的な努力が行われ，なかでも，検診や通常の診療の中で診断される早期の食道，胃，大腸癌に対しては積極的に内視鏡治療が行われるようになっている．また，日本人の高齢化に伴い，この内視鏡治療症例の高齢化していることは容易に推測される．さらに，生活習慣病としての高血圧，糖尿病，高脂血症，高尿酸血症（痛風），や喫煙，肥満，ストレスといった生活に密着した生活行動様式に関連する項目は動脈硬化の危険因子と考えられている．これらを勘案すると，何らかの危険因子を有する症例はたとえ無自覚，無症状であっても保険診療上の適応があり，非侵襲的検査であるならば動脈硬化の有無を検索することは疾患の早期診断，治療に繋がり有用と考える．

早期食道，胃，大腸癌に対する内視鏡的粘膜切除術や消化管出血に対する内視鏡止血術にはエピネフリンを含む局注液を用いる場合が多いが，エピネフリンが心筋刺激作用，血管収縮作用を有することから，虚血性心疾患や閉塞性動脈疾患に対しては使用禁忌と考えられる．しかしながら，無症状，多覚的所見に乏しい症例に対し閉塞性動脈疾患を検索するために，費用負担の大きいMRAや侵襲的検査である血管造影，比較的時間を要し下肢の衰えた高齢者には負担の大きい負荷心電図などを強いるのは診断のためとはいえ問題がないとはいえない．

本症例のごとく，高血圧，喫煙の2つの危険因子をもちながらも無自覚，他覚所見に乏しい症例の場合は，通常の検査だけでは閉塞性動脈硬化症の診断は行い得ず，胃粘膜切除術実施にあたってもエピネフリンを用いてしまった危険性が否めない．

大動脈PWVは心臓血管疾患の危険性に対して最も優れた予知指標となるとの報告[2)]や大動脈PWVは全ての死因，ならびに心血管疾患の死亡に関する有意な独立した予測因子であるとの報告[3)]があり，緊急を要する止血術はさておき，十分に待機的治療となる粘膜切除術などのエピネフリンを用いる場合は虚血性心疾患，閉塞性動脈硬化症などの存在の有無を可能な限り検討する必要があると考える．そのためには，今後の高齢化社会を背景に増加する心血管合併症を有する内視鏡治療症例に対しては，非侵襲的な検査としてのPWV法を用いてスクリーニングを積極的に行う必要があり，内視鏡治療に関連した心血管事故を未然に防止するためにも有用であると考える．

[川口　　淳・三浦　総一郎]

文　献

1) 永尾重昭ら：拡大斜型フードによる切除(広口斜め爪付き型透明キャップ)．臨消内科，13：1239–1243，1998．
2) Blacher J, et al : Aortic pulse wave velocity as a marker of cardiovascular risk in hypertensive patients. Hypertension, 33 : 1111–1117, 1999.
3) Lehmann ED : Clinical value of aortic pulse-wave velocity measurement. Lancet, 354 : 528–529, 1999.

索　引

[さ]

[た]

［な］

［は］

［ま］

［や］

［ら］

[欧文索引]

2002年11月12日第1版第1刷

消化器疾患と動脈硬化―臨床的意義について―
定価（本体3,000円+税） 検印省略

編著者 中澤　三郎
発行者 太田　　博
発行所 株式会社　杏林書院
〒113-0034　東京都文京区湯島4-2-1
Tel　03-3811-4887(代)
Fax　03-3811-9148
http://www.kyorin-shoin.co.jp

ISBN 4-7644-0058-8　C3047 株式会社サンエー印刷／三水舎
Printed in Japan